睡眠医学丛书

安眠药物的
合理应用和替代治疗

刘艳骄　赵成思　蔡　霞

李　茵　王　芳　闫　雪　编著

陈铁光　刘征宇

U0273914

中国中医药出版社

·北 京·

图书在版编目（CIP）数据

安眠药物的合理应用和替代治疗 / 刘艳骄等编著 . —北京：中国中医药出版社，2020.1（2020.12重印）

（睡眠医学丛书）

ISBN 978-7-5132-5399-4

Ⅰ . ①安… Ⅱ . ①刘… Ⅲ . ①催眠镇静药—基本知 Ⅳ . ① R971

中国版本图书馆 CIP 数据核字（2018）第 273094 号

中国中医药出版社出版

北京经济技术开发区科创十三街 31 号院二区 8 号楼

邮政编码 100176

传真 010-64405721

山东百润本色印刷有限公司印刷

各地新华书店经销

开本 880×1230 1/32 印张 5.5 字数 127 千字

2020 年 1 月第 1 版 2020 年 12 月第 2 次印刷

书号 ISBN 978 -7-5132-5399-4

定价 32.00 元

网址 www.cptcm.com

社 长 热 线 010-64405720

购 书 热 线 010-89535836

维 权 打 假 010-64405753

微信服务号 zgzyycbs

微商城网址 https://kdt.im/LldUGr

官 方 微 博 http://e.weibo.com/cptcm

天猫旗舰店网址 https://zgzyycbs.tmall.com

如有印装质量问题请与本社出版部联系（010-64405510）

版权专有 侵权必究

《睡眠医学丛书》编委会

刘艳骄博士介绍

刘艳骄，满族，医学博士，硕士研究生导师，中国中医科学院广安门医院心理睡眠医学科，南区睡眠中心主任医师。中国科协中医睡眠医学首席科学传播专家，中国睡眠研究会理事、中医睡眠医学专业委员会副主任委员、睡眠医学教育专业委员会副主任委员、睡眠障碍专业委员会常委、睡眠节律专业委员会委员，世界中医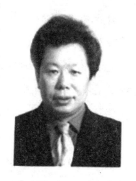药学会联合会睡眠医学专业委员会会长，中国医师协会睡眠医学专业委员会第一届委员、中医睡眠医学组副组长，中国老年学及老年医学会睡眠科学分会副主任委员，中国医药教育协会中医药教育促进工作委员会主任委员，中华中医药学会中医体质专业委员会常委；北京中医药大学临床特聘教授，甘肃中医药大学临床特聘教授，《世界睡眠医学杂志》常务副主编兼编辑部主任；北京市石景山区中医传承工作室指导教师，中国中医科学院广安门医院南区师承指导教师等。刘教授为中医睡眠医学的开拓者，《中国中医基础医学杂志》《世界睡眠医学杂志》创办人之一。多家科技期刊的审稿人。曾任中国中医科学院研究生院教育管理处副处长，主管中国科学院教育工作6年；《中国中医基础医学杂志》常务副主编12年；中国睡眠研究会科普部主任；中国民主同盟中国中医科学院委员会主任委员、《人民日报·海外版》特约撰稿人（1992~2011）等。

主要研究方向：中国睡眠医学的理论与临床、中医药防治变态反应疾病、内科疑难疾病等。从1994年开始从事睡眠基础实验研究与临床研究，提出了中医睡眠医学学科建设的内涵及具体方向，提出了睡眠障碍的诊断技巧、安眠药物的替代治疗、失眠症的诊断程序等新见解，在失眠症、发作性睡眠病、睡眠呼吸暂停综合征、异态睡眠等睡眠障碍的治疗上有深入研究。首先提出高原睡眠医学的理念，并参加空军总医院牵头的高原睡眠医学研究项目；首先提出寒地睡眠医学的理念，并参加在极寒天气下进行的睡眠科学考察。

在中医睡眠医学研究、中医基础理论研究等领域，发表学术论文160余篇，出版学术著作13部，科普著作22部，发表科普文章600余篇，卫生文学2篇，散文30余篇。代表著作有《中医睡眠医学》《睡眠障碍的中西医结合基础与临床》《多导睡眠图实用技术手册》《中医藏象学》《脂肪肝》《甲状腺疾病的中西医结合治疗学》等，参与编写《现代睡眠医学》《睡眠呼吸病学》等。并参与编写美国睡眠医学专家主编的sleep Medicine（睡眠医学）的编写工作。

参加国家级科研项目23项，其中作为第一主研人4项，第二主研人3项。获得各种奖励10余项，其中：教育部自然科学奖二等奖1次，中华中医药学会学术著作奖5次，中华中医药学会科技进步奖2次；中国中医科学院科技进步奖3次，北京市科技进步奖二等奖1次，3次获得中国中医科学院科研银质奖章。

内容提要

　　本书旨在全面介绍镇静安眠药物的种类及临床选择，安眠药物对人体的影响，安眠药物的依赖性、成瘾性和戒断综合征，治疗睡眠障碍常用药物的使用方法，安眠药物的联合用药、使用误区、减药治疗、使用中的注意事项、替代治疗及操作规范、中毒及急救等内容。适合从事睡眠医学的临床医生、研究人员及爱好者阅读，更能满足广大睡眠健康产业从业人员的工作需要。

　　本书是北京市石景山区卫生健康委中医传承项目"刘艳骄名中医传承工作室"的成果之一，得到石景山区卫生健康委的支持，并给予出版资助。

前言

  中国的睡眠医学起步较晚，从20世纪90年代初开始，我国的科学工作者开始关注睡眠医学，经过将近30年的努力，中国的睡眠医学已经和国际睡眠医学的发展同步，临床睡眠医学得到突飞猛进的发展，在睡眠医学的"硬件"方面已经与国外相差无几，但睡眠医学的"软件"方面还存在短板，我们深感高水平的、具有中国特色的睡眠医学书籍仍然相对较少。大量吸收、引进的国外教材比比皆是，而中国睡眠医学的创新书籍并不多。于是，从2014年开始，我们就酝酿出版一套具有中国特色的睡眠医学系列丛书，只是苦于没有出版经费，而望而却步。2016年，北京市石景山区卫生健康委启动中医传承项目——刘艳骄名中医传承工作室的建设，并得到相应的经费支持，终能将多年的研究积累汇集成书，并为我国的睡眠医学者提供一些中医智慧。

  为了保障丛书的质量，我们必须选择已经从事睡眠医学研究五年以上的专业人员参加编写。本丛书的主要编写人员主要来自我的研究团队，均是睡眠医学专业的研究生及进修生。同时，邀请空军总医院睡眠中心、解放军总医院睡眠中心、北京大学国际医院睡眠中心、甘肃中医药大学附属医院睡眠中心、黑龙江中医药大学第二附属医院睡眠中心、湖北中医药大学老年医学研究所及附属医院睡眠中心、宁夏医科大学第二附属医院睡眠中心等单位的专家、学者及临床医生参与编写工作。他们都有着较为丰富的教学、临床、科研经验，注重理论与实践相结合，达到以中为体、以西为用的目的，进而从整体上提升我国睡眠医学研究的认识水平，弘扬中华文化，促进睡眠医学学科建设，助力健康中国战略。

我从 1994 年开始研究睡眠医学，至今已经 20 多年，历经风风雨雨，终于看到中国睡眠医学发展的曙光。由于我们的团队水平有限，本套丛书还会存在一些问题和不足，敬请读者提出宝贵意见。

本套丛书的出版，得到北京市石景山区中医传承项目基金的大力支持，也得到国家自然科学项目经费的支持，得到了中国中医药出版社的大力支持。在此，一并表示感谢！

刘艳骄

二〇一九年仲夏于北京

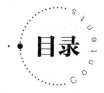

目录

第一章　睡眠概述

第一节　睡眠的概念及分期和生理特征

睡眠（sleep）是生命活动的一种表现形式。睡眠是一种主动过程，睡眠是恢复精力所必需的休息行为，有专门的中枢神经管理睡眠与觉醒，睡眠时人脑只是换了一个工作方式，使能量得到贮存，有利于精神和体力的恢复。适当的睡眠是最好的休息，既是维护健康和体力的基础，也是取得高效生产能力的保证。

睡眠是正常的、易逆转的、自发的对外界刺激反应降低或低效反应状态。睡眠与觉醒相反，后者表现感受性增强及对外界呈现高反应状态。睡眠是一种规律重复的意识暂停状态，有恢复精力和适应功能。

睡眠通常要求骨骼肌肉松弛和不存在觉醒时有目的的行为。记录人类活动的脑电图在睡眠时可显示特殊的情形。人类在正常情况下是在夜间睡眠，而许多动物是在夜间活动而白天睡眠。

中医学认为，睡眠是人体气血运行和人体适应自然变化的必要结果。《灵枢·营卫生会》："荣卫之行，不失其常，故昼精而夜瞑。"《敦煌卷子》："天有昼夜，人有睡眠。"

觉醒（wake）状态是维持生存必需的行为表现，是人生命活动的主要形式。而睡眠状态反映出机体运动活动和有意识活动减弱并逐渐消失；新陈代谢下降、能量消耗最少；感知觉与环境分离、反应能力丧失、瞬间可以逆转的状态。

觉醒与睡眠的交替性活动，就形成了觉醒与睡眠的节律，而睡眠节律又进一步分为非快动眼（NREM）睡眠和快动眼（REM）睡眠。

一、觉醒状态

人在觉醒状态时，肌张力高，是随意运动和维持姿势的基础。眼球运动不规则，有瞬眼反射；运动活动、思维活动、对环境刺激产生反应；灵敏、迅速；大脑处于不同的"警戒"状态，可以从事各种活动，包括学习、工作、生活等。

脑电图表现如图 1-1、图 1-2 所示。

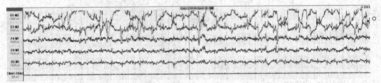

图 1-1　清醒、睁眼状态：低电压混合频率

（脑电中无高于 $10\mu V$ 的节律性波及无高于 $20\mu V$ 的单个波）

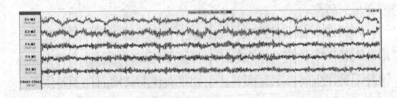

图 1-2　清醒、闭目状态：α 节律（8~13Hz）

二、睡眠状态

睡眠状态主要分为非快动眼（NREM）睡眠和快动眼（REM）睡眠。目前国际公认将 NREM 睡眠分为 N1、N2、N3 期，其中 N3 期包括既往认识中的 S3、S4 期或 3、4 期睡眠。

1. 睡眠开始

判断睡眠开始的标准为：出现连续 3 帧 N1 期睡眠（睡眠开始于第一帧 N1 期），或出现一帧 N1 期以上的 NREM 期或 REM 期。睡眠开始后，"自动"行为停止，视、听觉反应减弱。

2. N1 期

本期为过渡性睡眠期（由清醒状态过渡到睡眠状态，以及由一个睡眠时相过渡到另一个睡眠时相）。正常人入睡期的 N1 期睡眠持续 1~5 分钟。人处于此阶段时，半醒半睡，意识蒙眬，若取坐姿入睡时，头部下垂撞击胸门，呈"打盹"现象。脑电图表现如图 1-3 所示。

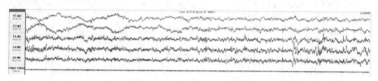

图 1-3　N1 期睡眠：缓慢眼球运动并逐渐消失，低电压混合频率

3. N2 期

在 N1 期后，或入睡直接进入 N2 期。此阶段肌张力减低，但仍保持一定的紧张性；唤醒阈值提高，一般刺激强度只能诱发 κ-复合波；视、听、嗅等感觉功能进一步减退；植物神经功能以副交感神经系统加强为主；生长激素释放增加，免疫物质释放增加。脑电图表现如图 1-4 所示。

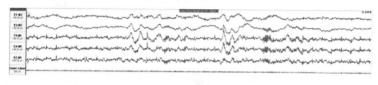

图 1-4　N2 期睡眠：相对低电压混合频率，频率慢于 N1 期，可见睡眠梭形波（12~14Hz，持续时间≥0.5秒）及 κ-复合波（先负后正，持续时间≥0.5秒，额区导联最明显）

4. N3 期

本期为睡眠最深沉的时段，唤醒阈值最高，因而不太容易被叫醒，此阶段睡眠对于躯体和内脏功能修复较为重要。脑电图表现如图 1-5 所示。

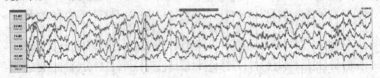

图 1-5　N3 期睡眠：慢波即 δ 波（0.5~2Hz，振幅 >75μV）占全帧的 20% 以上

5. REM 期

此期因伴随快速眼球运动而得名。在此睡眠阶段，生理状态下全身肌张力降至最低；往往与梦境相关联，REM 被唤醒时常能清晰、详细地描述梦境内容；常与人的无意识性活动相关，表现为男性阴茎勃起，女性阴阜充血；婴幼儿 REM 期睡眠与生长发育相关，此阶段增高较明显；交感 - 肾上腺素能系统明显增强，容易出现"交感风暴"。脑电图表现如图 1-6 所示。

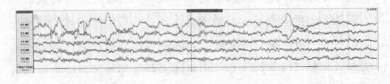

图 1-6 REM 期睡眠：低电压混合频率，快速眼球运动，下颌肌电为全睡眠期最低状态

三、睡眠结构

正常情况下，夜间睡眠阶段按一定的程序进行往复交替，常3~5 个周期，如图 1-7 所示。

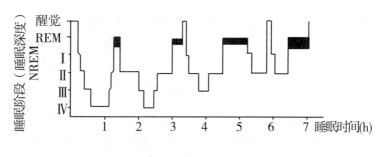

图 1-7 正常睡眠结构图

1. NREM-REM 周期：NREM 期常由浅至深，即自 N1 期逐渐进展至 N3 期；REM 期通常在每个睡眠周期最后；每个睡眠周期通常持续 90~120 分钟；存在年龄差异，新生儿睡眠周期为50~60 分钟。

2. N3 期睡眠常出现在睡眠前半段，即第一、二个睡眠周期，REM 期睡眠时间随周期推移逐渐延长。

3. 正常情况下，年轻人 N1 期睡眠占 2%~5%，N2 期睡眠占45%~55%，N3 期睡眠占 15%~20%，REM 睡眠占 20%~25%；婴幼儿 N1、N2 期睡眠比例小，大部分为 N3 期、REM 期睡眠；老年人 N3 期睡眠比例减少，但 REM 期睡眠比例通常不变。

4. 正常情况下，睡眠起始自 NREM 期，但婴幼儿、长时间睡眠剥夺的成年人，可见从 REM 期睡眠起始；除此之外，若从REM 期睡眠起始进入睡眠状态多为病理状态下出现（REM 始发性睡眠，如发作性睡病）。

经过 3~5 个 NRENM － REM 睡眠周期，人按照规定的节律出现觉醒，可以有清新、舒服感，醒后立即达到感觉意识；人体充满活力，有良好的定位能力，可以频繁地进行思维活动。

应用安眠药治疗睡眠障碍，要结合学习睡眠的生理特点，按照睡眠－觉醒节律，科学合理地应用镇静安眠药物。

（刘艳骄，陈铁光）

第二节　生物钟

生物钟，又称生理钟。它是生物体内的一种无形的"时钟"，实际上是生物体生命活动的内在节律性。人体接受自然界光线周期交替的信号、社会和环境因素的变化，自动调整体内的生物钟，使之适应人体的变化，以矫正每天差距的时间。人体的生物钟是24小时18分。

此外，还有年节律、月节律、双周节律等，这些是超长节律。而与之相反的就是超短节律，如12小时、4小时、1.5小时、0.75小时、0.1小时等。1.5小时是人的基本节律周期，睡眠每90分钟出现一次REM睡眠，觉醒期大脑警戒水平高低起伏一次。0.75小时是婴儿基本的休息与活动周期。

一、人体生物钟的特点

人体生物钟的一般特点如图1-8所示：

二、昼夜节律的基本变化

昼夜节律的基本变化是指人体的代谢随日节律而发生改变。黎明前体温最低，随着白天开始，体温逐渐升高，到傍晚上升到最高，夜晚体温又逐渐下降。不仅体温有节律性的变化，脉搏、呼吸、血压也有昼夜节律的变化。通过多导睡眠图的检查，人们可以观察到整个夜晚的睡眠节律变化，以及人体有关参数变化的基本规律，而睡眠本身也有某种节律存在。这种节律上的不同与年龄有关，婴儿时期约为3小时一周期，异相睡眠所占比例达50%左右。随着年龄的增长，觉醒时间逐渐延长。见图1-9。

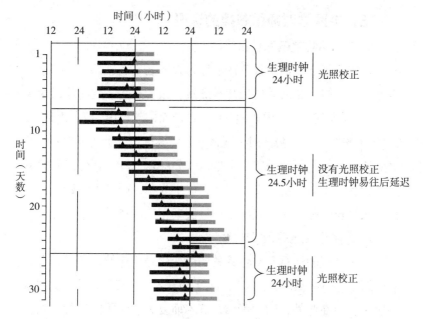

图1-8 人体生物钟的一般特点

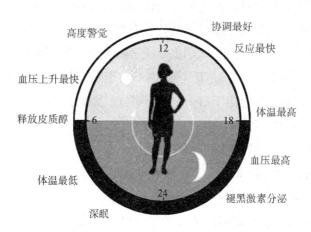

图1-9 昼夜节律图示（资料来源：诺贝尔奖官网）

三、中医学对睡眠节律的认识

1. 人体阴阳之气消长日节律

人体阴阳之气消长日节律又称为人体之气生、长、收、藏日节律，是人体生命活动的最基本形式。如《素问·生气通天论》曰："平旦人气生，日中而阳气隆，日西而阳气已虚，气门乃闭。"《灵枢·顺气一日分为四时》则将一日的人气消长分为四时："春生夏长，秋收冬藏，是气之常也，人亦应之。以一日分为四时，朝则为春，日中为夏，日入为秋，夜半为冬，朝则人气始生……日中人气长……夕则人气始衰……夜半人气入藏。"

2. 人体营卫之气运行节律

营卫之气的运行与自然界的阴阳变化是相应的，经云："夫血脉营卫，周流不休，上应星宿，下应经数。"其运行规律为"营在脉中，卫在脉外，营周不休，五十而复大会。阴阳相贯，如环无端。卫气行于阴二十五度，行于阳二十五度，分为昼夜，故气至阳而起，至阴而止……各行二十五度，分为昼夜……如是无已，与天地同纪。"其中营气运行始于手太阴，循十二经行一周而复会于手太阴，"故气从太阴出，注手阳明……下注肺中，复出太阴。此营气之所行也"；卫气则"昼日行于阳，夜半则行于阴""是故平旦阴尽，阳气出于目……下行阴分，复合于目，故为一周"。可见营卫之气的运行有明显的日节律。

3. 人体五脏主时辰节律

五脏主时辰节律又称脏腑日节律。一日十二时辰中，肝胆旺于寅卯，衰于申酉；心小肠旺于巳午，衰于子亥；脾胃旺于辰丑戌未，衰于寅卯；肺大肠旺于申酉，衰于巳午；肾膀胱旺于子亥，衰于辰丑戌未，表明脏腑的生理活动具有日节律。《针灸大成》以简单歌括的形式对五脏主时辰节律做了概括："肺寅大卯胃辰宫，脾巳心午小未中，申膀酉肾心包戌，亥焦子胆丑肝通。"

4. 人体色脉日节律

一日中脉象有所变化，正常人体的脉象白天多浮滑有力，夜晚多弦缓，有昼夜的变化。诊脉常在平旦时进行，是因"阴气未动，阳气未散，饮食未进，经脉未盛，络脉调匀，气血未乱，故乃可诊有过之脉"。皮肤色泽是脏腑气血的反应，是判断人体机能状态和病理变化的重要方法。《灵枢·邪气脏腑病形》说："十二经脉，三百六十五络，其血气皆上于面而走空窍。"一日中气温的变化虽不像四季气候变化那么显著，但仍有明显盛衰朝暮寒暑之别，因此，皮肤色泽和脉象有昼夜节律变化。

中医学认为，一日分四时，日节律对于疾病的发生、发展和临床用药均有一定的影响，选择恰当的时间服药将取得事半功倍的效果，择时针刺将有助于提高针刺的疗效。

中医学还根据月节律的规律，提出逐月睡眠养生方法。

正月睡眠宜"早起夜卧，以缓其神"（《道藏·洞神部·方法类》），"孟月之月……生气在子，坐卧当向北方"（《遵生八笺》）。

二月睡眠宜"生气在丑，卧养宜向东北"（《春秋繁露》）。

三月睡眠宜"早卧早起，以养肝气……生气在丑，坐卧皆宜面向东方"（《千金要方》）。

四月睡眠宜"晚卧早起，无大怒大泄，以养心火……生气在寅，坐卧宜向东方"（《千金要方》）。

五月睡眠宜"随日升而起，勿暴露星宿……生气在卯，宜坐卧向东南方"（《遵生八笺》）。

六月睡眠宜"夜卧早起……生气在辰，坐卧宜向南方"（《遵生八笺》）。

七月睡眠宜"早睡早起，以旺生气……生气在午，坐卧宜向南方，于人有益"（《礼记·月令》）。

八月睡眠宜"早卧早起，以振奋精神……生气在未，未在南偏西，坐卧宜向未方，于身有益"（《千金要方》）。

九月睡眠宜"早卧早起，与鸡俱兴，使志安宁……坐卧宜向南而转西"（《千金要方》）。

十月睡眠宜"早睡晚起，以应昼短夜长之令。寝卧之时稍宜虚歇……坐卧宜向西"（《千金要方》）。

十一月睡眠宜"早卧晚起，无所事事，或闭关静摄，或斋戒宁身，以迎初阳……坐卧宜由西转北"（《千金要方》）。

十二月睡眠宜"早卧晚起，必待日光……生气在亥，坐卧宜向西北"（《千金要方》）。

中医学把每月的睡眠节律进行了详细的划分，这对研究睡眠是非常有益的。

（来自《中医睡眠医学》）

（刘艳骄）

第三节 睡眠的类型

对大多数人来说，睡眠的特征是基本相同的。但是，由于遗传、环境、工作条件的不同；会使人的睡眠形成不同的类型。其中最常见的就是短睡眠型和长睡眠型。

一、短睡眠型（shot sleepers）

一般来说，短睡眠型是比同一年龄组的人睡眠时间少的睡眠类型。为了与失眠相区别，通常把每日睡眠时间在 6 小时以下，且觉醒以来无任何不适的归为短睡眠型。短睡眠型多见于正在学习的大、中学生和职员等，也可见于从小就有这种睡眠习惯的人。短睡眠型的人 REM 睡眠出现量多。REM 睡眠的睡眠内周期（intra-sleep cycle）前进，而到了深夜 REM 睡眠的分布则不同。

二、长睡眠型（Long sleepers）

长睡眠型是指比同一年龄组的人睡眠时间偏长的睡眠类型。所谓的长睡眠型的人一般每天的睡眠时间为 9 小时。长睡眠型的人可见于经常倒班的人和疾病恢复期的人。长睡眠型的人的觉醒、睡眠第一阶段、睡眠第二阶段及 REM 睡眠均较多。

三、其他睡眠类型

以睡眠时间分睡眠类型可分为短睡眠型和长睡眠型。这两种睡眠类型可以通过测定睡眠结构来确定。但是，国际上并没有确定人的睡眠类型，因此，有不同的睡眠研究学者提出了很多不同的睡眠类型。

1. 早睡早起型

夜里 10 点上床，早上 5 点左右起床的类型。睡眠时间在 7~8 小时。见于多数正常人。此种类型的人，在中午多有 0.5~1 小时左右的午睡，经过适当的午睡，人的精神疲劳现象得以改善，精力恢复正常。这种类型的人多数有每隔 2 小时出现的生物节律的变化。

2. 早睡晚起型

夜里 10 点上床，早上 7 点以后起床的类型。睡眠时间在 9 个小时左右，属于长睡眠型。此型人入睡较迟，熟睡时间相对较短，但 REM 睡眠期相对较短，整夜睡眠比较浅，白昼精神状态好，傍晚以后精力逐渐降低，直到愉快地入睡。

3. 晚睡早起型

夜里 12 点左右上床，早上 6 点左右起床的类型。睡眠时间在 6 个小时左右，属于短睡眠型。此型人入睡较易，熟睡时间相对较长，但早晨睡眠变浅。上午的工作精力差，午后至晚餐后工作能力逐渐增强。长时间处于这种状态时，并不会影响健康。但在改变这种状态时，常有一段时间的失眠。经过逐渐的调整，可以改变睡眠类型。

4. 晚睡晚起型

夜里 12 点以后上床，早上 9 点左右起床的类型。每天的睡眠时间在 9 小时，属长睡眠型。通常称之为"猫头鹰"。这种类型的人，大多有睡眠不足的感觉，整个上午感到头脑不清楚，精力不充沛，自午后情绪及精神状态好转，入夜精神变得兴奋。

睡眠类型是人在社会生活环境中，经过长时间适应而形成的。短睡眠型和长睡眠型可在一定的年龄阶段相对稳定，也可以经过一段时间相互转化。不同工作环境可使一群人产生类似的睡眠类型，改变工作环境和工作需要，睡眠的类型也可改变。关键在于不管在何种睡眠类型下都能保持旺盛的工作精力，并不因此而诱发疾病。

（刘艳骄，李茵）

第二章 安眠药物的种类及临床选择

第一节 安眠药物概述

一、安眠药物的定义

安眠药物是指能够促进睡眠和维持睡眠的药物。包括西药和中药。西药的安眠药物应该称为镇静安眠药物。本类药品对中枢神经系统有着广泛的抑制作用，产生镇静、催眠、抗惊厥的作用。但镇静和催眠并没有严格的区别，主要是因为使用剂量的大小而产生持续作用。这类药物小剂量时主要是镇静作用，使患者安静、减轻或消除激动、焦虑不安等情绪；中等剂量时，可以引起近似生理睡眠的作用；大剂量时，则产生抗惊厥、麻醉作用；更大剂量可引起呼吸和心血管运动中枢抑制，进而导致昏迷甚至死亡。因此，对老年人及有呼吸、肝肾功能障碍者，使用镇静安眠药物更易发生不良反应。

一般认为，能够引起近似生理睡眠的药物是安（催）眠药。这一类药物的作用随着剂量的变化，剂量所产生的效应依此是：镇静期—催眠期—全麻期—延脑麻痹期。因此，应当注意掌握药物的剂量，并注意这些药物的副作用和不良反应。使用镇静安眠药物只要达到目的就可以了，增加剂量就会产生不良反应、药物依赖、药物中毒。所以，掌握不同种类镇静安眠药物的剂量就成为临床医生的重要工作，学习和理解镇静安眠药物的特性就是临床医生最基本的工作。现在随着循证医学的发展以及网络的发达，不论是医生还是患者，都很关注使用安眠药的问题。

中药的安眠药，一般是指安神药。近几年来，随着中医睡眠医学的发展，人们开始重视中药的安眠作用，并把这些中药称为促进睡眠的药物，简称促眠中药，包括植物药、动物药、矿物药。这些促眠中药，实际上已经突破了传统意义上的安神药物，将一些不属于安神药物，但具有促进睡眠作用的中药纳入其中，丰富了中医睡眠医学的内涵，也为现代睡眠医学提供了理论和临床依据。

中药的安眠药物主要包括传统意义上的安神药、中药药理证明有促进睡眠作用的药物、根据生物学特点可以认为其有促眠作用的中药和具有"昼开夜合"特点的一些中药，以及经过组合可以产生促进睡眠作用的药物，也有一些是辅助性食品。

二、理想的安眠药物的基本要求

（1）帮助睡眠迅速而疗效高。

（2）能够提高改善睡眠质量。

（3）服用药物后白昼无头痛、头晕、恶心、呕吐、疲劳、困倦、嗜睡等不良反应。

（4）安全、毒副作用小，长期服用无药物依赖性和耐药性；并且，一旦停用，不出现戒断症状。

（5）服用药物后对学习记忆高级神经生理活动无明显影响。

（6）药物对呼吸系统和循环系统无抑制作用。

但是，目前世界上还没有符合上述要求的药物。药物学家和睡眠学家正在努力探索睡眠的真谛，使新研制药物尽量不影响睡眠结构，尽量减少药物耐药性、依赖性、成瘾性的发生。现在认为较为理想的药物是能使人入睡、维持睡眠和睡眠质量高，而且在第二天不应有残留的催眠效应，价格适中。

三、安眠药物的作用途径

安眠药物大多是经过肝脏、肾脏进行代谢的，长期服用会增加肝肾负担，有的患者会出现肝脏肿大、肝区疼痛、转氨酶升高；蛋白尿、血尿；恶心、呕吐、腹部胀满、便秘等。苯巴比妥类药物还能促使肝脏的药物代谢酶增加，从而使多种药物分解加快，作用减弱。有些还对心、肝、肾同时产生不良影响。

四、安眠药物的排泄途径

大多数镇静安眠药物的代谢物是从肠道排泄的，因此，镇静安眠药物很容易在肠道中滞留，引起慢性肠道损伤及诱发肠道疾病，尽管这个过程很慢，往往被人们忽视，但合理用药或者配合其他药物有助于减少不良反应的发生。而容易被公众所熟知的就是失眠患者常有大便干燥。

医学上的概念基本上已经明了，但大多数公众仍然将所有具有镇静催眠作用的药物统称为安眠药，自然就包括了中药、某些精神药物、某些有瞌睡作用的非镇静安眠药物。

然而，睡眠并不是睡得越多越好，疾病和安眠药物使用过量都会导致瞌睡、嗜睡、昏睡，甚至危及生命。

（刘艳骄，李茵）

第二节　安眠药物的基本分类

安眠药物的种类有很多种，通常可以按照化学结构进行分类，也可以按照产生作用的时间进行分类，还可以按照作用特点进行分类。

1. 按照化学结构分类

安眠药物可以分为 5 类。包括：①巴比妥类；②苯二氮䓬类；③醛类；④环吡咯酮类；⑤其他，包括氨基甲酸类、溴化物、抗组织胺类等。

2. 按作用时间的长短进行分类

安眠药物依据作用时间的长短可分为短效类（血中半衰期小于 10 小时）、中效类（半衰期 10~24 小时）及长效类（半衰期大于 24 小时）。

所谓半衰期就是药物进入人体以后，在体内经过代谢，血中的药物浓度下降为血药浓度最高值的一半时所需要的时间。一般短效的安眠药物无蓄积作用，重复给药时无宿醉作用，但停药后戒断症状明显，较不舒服，而且很容易发生反跳性失眠（药物性失眠）。而长效催眠药则与之相反。通常在治疗短暂失眠时以短效催眠药物为主，疗程约 2~4 周；而慢性失眠的治疗则以非药物治疗为主。不能长期大量服用安眠药物，以减少不良反应的发生。安眠药物一般应在睡前服用，以增强药物的治疗效果和减少神经抑制。已经服用了安眠药物以后，就不要再进行紧张的工作，更不要读书学习。

3. 按药品的类别分类

可分为化学药和中药。

化学药物上已提及。中药安眠药实际上是促进睡眠的中药，主要有养血安神类、重镇安神类、疏肝解郁类、活血化瘀类等。从植物中提取有效成分的药物从理论上说属于中药，但实际上它已经是化学药物的一员。

我们认为，中药安眠药物应当进一步分为促进睡眠中药、维持睡眠中药、延长睡眠中药、促进觉醒中药等，我们将在其他的书籍中加以详细阐述。

（赵成思，刘艳骄）

第三节　常用安眠药物

一、巴比妥类药物

巴比妥类药物也称为第一代镇静催眠药物。具有强烈的促进睡眠作用，但巴比妥类药物起效后再继续用药，疗效会逐渐减弱。有些人为了睡眠增加了药量，从而产生了明显的耐药性，形成了整日服用药物的状态。另外，长期应用巴比妥类药物对肝脏和肾脏会产生不良影响。目前此类药物临床已较少应用。

巴比妥类药物是巴比妥酸（丙二酰脲）的衍生物。本类药物的作用机制基本相同，主要作用于中枢神经系统的不同层面，具有非特异性的抑制作用。其镇静催眠作用可能与选择性抑制丘脑网状上行激活系统，从而阻断兴奋向大脑皮层的传导有关。

由于其化学结构的某些差异，以致药物的脂溶性及体内消除方式不同，药物作用的效果有所不同。口服药物经胃肠道吸收，注射其钠盐也容易被吸收。脂溶性高的可以直接进入脑组织，作用出现较快，反之，作用较慢。

本类药物在人体内的消除方式主要有 2 种：经肝脏代谢或者是以原形从尿排出。消除的速度与脂溶性有关，脂溶性高者，以肝脏代谢为主，作用快而短；脂溶性低者，代谢慢而缓，部分以原形经肾从尿中排出，但有部分可以经过肾小管再吸收，消除缓慢，作用慢而久。

根据巴比妥类药物起效后维持睡眠时间的长短，将巴比妥类药物分为：①超短效类：硫喷妥钠，作用时间 1/4 小时；②短效类：司可巴比妥，2~3 小时；③中效类：异戊巴比妥、戊巴比妥，作用时间 4~6 小时；④长效类：巴比妥、苯巴比妥，作用时间 6~8 小时。

二、苯二氮䓬类药物

苯二氮䓬类药物也称为第二代镇静催眠药物。苯重氮基盐，是一类中枢神经抑制剂。具有抗焦虑作用，同时具有镇静催眠作用，抗惊厥、抗震颤以及中枢性肌肉松弛作用。还具有选择性高、安全范围较大、对呼吸抑制相对较小，不影响肝药酶的活性，大剂量不引起麻醉，长期应用虽然可以引起耐受性和依赖性，但引起快速耐受和依赖发生的时间相对较长等优点，现在已经成为临床治疗失眠症的主要药物。

本类药物作用机制可能与促进中枢抑制性神经递质 γ-氨基丁酸（GABA）的释放或突触的传递有关。这一类药物为苯二氮䓬受体激动剂，苯二氮䓬受体是功能性超分子的功能单位，即苯二氮䓬受体亲氯离子复合物的组成部分，该受体复合物位于神经细胞膜，主要起氯通道的阈阀功能。而这类药物可以增加氯通道的开放频率，而引起突触前、后神经元的超极化，抑制神经元放电，降低神经元的兴奋性。放射配体结合试验证明，脑内有地西泮的高亲和力的特异结合位点苯二氮䓬受体。其分布以皮质为最密，其次为边缘系统和中脑，再次为脑干和脊髓。

这类药物有短、中、长效三类。

短效类药物（半衰期12小时）有三唑仑、咪达唑仑（力月西）、去甲羟安定、溴替唑仑等。服用半小时就出现效果，药物作用时间 3~4 小时，主要用于入睡困难和易醒。

中效类药物（半衰期12~20小时）有艾司唑仑（舒乐安定）、阿普唑仑（佳静安定）、氯氮䓬（利眠宁）等。主要用于入睡困难并维持睡眠时间。

长效类药物（半衰期20~50小时）有安定、硝基安定、氯硝安定、氟基安定、氟硝安定等。对于早醒和惊醒后难以再入睡较有效。

地西泮（安定）、氯硝西泮（氯硝安定）等，服用后也能迅速起作用，药物作用时间为 24 小时，适用于早醒的患者，但次日往往有昏沉感，体内产生耐药性，难以长期使用。这些药物短期效果都比较理想，但长期使用就会产生耐药性，连续使用还可降低疗效，即使没有效果也要逐渐增加药物，实际上它们只是睡眠导入药物。

三、醛类药物

醛类药物被认为是第一代镇静催眠药物与第二代镇静催眠药物的过渡药物。短效类如副醛，中效类如水合氯醛等。

这类药物有催眠、抗惊厥作用，不容易蓄积中毒，服药 10~20 分钟即可入睡，可以持续 6~8 小时，醒后无不适感。多用于神经性失眠，还可用于伴有显著兴奋的精神病、士的宁中毒、破伤风等。但因使用方面和药物依赖及成瘾等方面的原因，现在已经较少使用。

四、环吡咯酮类药物

环吡咯酮类药物也称为第三代镇静催眠药物。主要有唑吡坦、佐匹克隆、右佐匹克隆等。

唑吡坦（思诺思）是一种非苯二氮䓬类催眠药物。其起效快，能够很好地诱导睡眠和维持睡眠，适用于短期失眠患者，一般不超过 1 个月。但其不良反应较为严重，如白天嗜睡、头晕、头昏等；不适合于睡眠呼吸暂停的患者，因为它可以加重睡眠呼吸暂停。

五、天然物质类药物

如 L- 色氨酸和褪黑素等。某些保健品含有这些成分，大多数不作为药物使用，而且对急性失眠效果不明显，多作为辅助性药物使用。

L- 色氨酸是营养增补剂、抗氧化剂。色氨酸是人体重要的神经递质 5- 羟色胺的前体，是人体的必需氨基酸之一。常用于氨基酸输液、综合氨基酸制剂；孕妇营养补剂和乳幼儿特殊奶粉；烟酸缺乏症（糙皮病）治疗药；作为安神药，调节人体生物节律、改善睡眠；作为食品和饲料添加剂。

褪黑素（melatonin，MT）是视神经交叉上核（SCN）的重要神经递质。褪黑素对调整睡眠觉醒节律以及诱导睡眠有着很好的作用。褪黑素的优点，一方面是在不改变患者睡眠结构情况下改善失眠的症状，另一方面是对患者的行为没有影响。褪黑素受体激动剂对于时差以及慢性昼夜节律紊乱引起的失眠症有良好的治疗效果。

六、其他辅助类睡眠药物

如抗组织胺类药物、抗抑郁药、抗焦虑药物等，这些药物对睡眠都有良好的镇静催眠作用，同时也各有不同的不良反应。

抗组织胺类药物主要作为替代治疗药物使用，因为部分抗组织胺类药物有嗜睡的不良反应，利用这种不良反应，可以加强长期服用镇静安眠药物的药效。

还有一些抗精神病药物，抗抑郁药物主要针对抑郁症伴有失眠的患者，如文拉法辛等药物，可以产生嗜睡的作用。近几年来，抗精神分裂症药物在失眠中也经常使用，如奎硫平、奥氮平等，有一定的镇静安眠作用，但这类药物不属于镇静安眠药物，并且使用后依赖性较强，减药困难。

七、天然物质提取物

此类药物以中草药为主，包括多种膳食补充剂，能治疗和改善失眠。如褪黑素、缬草的根、酒花、黄春菊、柠檬香脂、天麻素、豆腐果苷片、蜜环菌等。

此外，一些对睡眠有促进作用的食品并不包括在镇静安眠药物中。

（刘艳骄）

第四节　安眠药物的临床选择

按照中国睡眠研究会提出的《中国失眠障碍诊断与治疗指南》中提出的要求，应用安眠药物的主要目的是"缓解症状，改善睡眠质量和/或延长有效睡眠时间，缩短睡眠潜伏期，减少入睡后觉醒，实现疗效和潜在的药物副作用之间的平衡，提高患者对睡眠质和量的主观满意度，恢复社会功能，提高患者的生活质量"。然而，这并不意味着终身服用安眠药物，而是改善失眠所带来的痛苦。

《中国失眠障碍诊断与治疗指南》中提出的药物治疗原则包括：

（1）在病因治疗、认知行为治疗和睡眠健康教育的基础上，酌情给予催眠药物。

（2）个体化：用药剂量应遵循个体化原则，小剂量开始给药，一旦达到有效剂量后不轻易调整药物剂量。

（3）给药原则：按需、间断、足量。每周服药 3~5 天，而不是连续每晚用药。需长期药物治疗的患者宜"按需服药"，即预期入睡困难时，镇静催眠药物在上床前 5~10 分钟服用；上床30 分钟后仍不能入睡时服用；比通常起床时间提前 ≥ 5 小时醒来，且无法再次入睡时服用（仅适合使用短半衰期药物时）；当第二天白天有重要工作或事情时可于睡前服用。抗抑郁药不能采用间歇疗程的方法。

（4）疗程：应根据患者睡眠情况来调整用药剂量和维持时间。短于 4 周的药物干预可选择连续治疗；超过 4 周的药物干预需要每个月定期评估，每 6 个月或旧病复发时，需对患者睡眠情况进行全面评估；必要时变更治疗方案，或者根据患者的睡眠改善状况适时采用间歇治疗。

（5）儿童、孕妇、哺乳期妇女、肝肾功能损害、重度睡眠呼吸暂停综合征、重症肌无力患者不宜服用安眠药物。

《中国失眠障碍诊断与治疗指南》中推荐的用药顺序为：①短、中效的苯二氮䓬受体激动剂（benzodiazepinereceptor agonists，BzRAs）或褪黑素受体激动剂如雷美替胺；②其他苯二氮䓬受体激动剂或褪黑素受体激动剂；③具有镇静作用的抗抑郁剂（如曲唑酮、米氮平、氟伏沙明、多塞平），尤其适用于伴有抑郁 / 焦虑症的失眠患者；④联合使用苯二氮䓬受体激动剂和具有镇静作用的抗抑郁剂；⑤处方药如抗癫痫药、抗精神病药不作为首选药物，仅适用于某些特殊情况和人群；⑥巴比妥类药物、水合氯醛等虽已被美国食品药品监督管理局（Food and Drug Admistraton，FDA）批准用于失眠的治疗，但临床上并不推荐应用；⑦非处方药如抗组胺药常被失眠患者用于失眠的自我处理，临床上并不推荐使用；此外，食欲素受体拮抗剂中的 Suvorexant 已被 FDA 批准用于失眠的治疗。

参考国内外临床指南及临床医生的用药习惯，通常情况下，使用安眠药物主要是对症治疗。

对于入睡困难者，常选短效的安眠药，包括右佐匹克隆、佐匹克隆、唑吡坦、扎来普隆。该类药物半衰期短，催眠效应类似 BZDs，对正常睡眠结构破坏较少，比 BZDs 更安全，白天镇静和其他副作用较少。该类药物可以缩短客观和主观睡眠潜伏期，尤其是对于年轻患者和女性患者更明显。

对于夜间容易觉醒者，常选中效安眠药物，如艾司唑仑、三唑仑、地西泮、阿普唑仑。

对于睡眠时间短者，可以适当选择长效安眠药物，如劳拉西泮、氯硝西泮。

上述药物可增加总睡眠时间，缩短入睡潜伏期，减少夜间觉醒频率，但可显著减少慢波睡眠，导致睡后恢复感下降。最常见的不良反应包括头晕、口干、食欲不振、便秘、谵妄、遗忘、跌倒、潜在的依赖性、次日残留的镇静作用、恶化慢性阻塞性肺病和阻塞性睡眠呼吸暂停综合征症状、突然停药引起的戒断综合征。

关于如何科学地选择镇静安眠药物，我们将在后面的文章中详细阐述。

（刘艳骄）

第三章　安眠药物对人体的影响

安眠药物对人体的影响是全身性的,其损害程度与用药剂量、使用时间的长短有直接关系。

第一节　安眠药物对呼吸的影响

很多安眠药物对呼吸系统有抑制作用。慢性呼吸系统疾病是安眠药物的禁忌证。

研究表明,阿普唑仑、艾司唑仑、三唑仑、扎来普隆、劳拉西泮、佐匹克隆、唑吡坦等药物对人的呼吸有抑制作用。对睡眠呼吸暂停综合征、慢性肺部疾病的患者属于禁忌。水合氯醛使用不当可以导致患者呼吸停止。氟西泮对睡眠呼吸暂停综合征患者禁忌使用,肺气肿的患者应用奥沙西泮、劳拉西泮后会加重呼吸衰竭。

当两种或两种以上镇静安眠药物叠加使用时,镇静安眠药物对呼吸的抑制作用明显增强。而当镇静安眠药物与抗抑郁药物、抗精神分裂症药物联合使用时,对呼吸的抑制作用更加明显。(本节相关内容来自药品说明书)

(刘艳骄,赵成思)

第二节　安眠药物对心脏的影响

心脏疾病伴随失眠、焦虑、抑郁等表现时,需要配合使用镇静安眠药物。特别是对于心脏植入支架后出现"双心综合征"的冠心病患者，使用镇静安眠药物时要注意其对心脏的影响。

巴比妥类药物可以加重心血管功能的损害，对血管的影响会产生血栓性静脉炎。

水合氯醛大剂量能抑制心肌收缩力、缩短心肌不应期，并抑制延髓的呼吸及血管运动中枢。可见心律失常、尖端扭转型室性心动过速。

绝大多数精神药品应用于人体后都会对心血管功能产生一定的影响，有些甚至是很严重的影响，增加了诱发猝死的可能性。尤其是夜间超量用药，可以加大患心血管疾病的风险。

米氮平、奥氮平等抗精神分裂症药物，长期使用会导致患者食欲增加，并增加患者肥胖、代谢综合征、糖尿病、高血压和睡眠呼吸暂停综合征的风险。

（刘艳骄，赵成思）

第三节　安眠药物对消化道的影响

几乎所有的安眠药物都会导致胃肠功能紊乱，比如肠道蠕动减慢，患者出现便秘等症状。长期服用安眠药物还可以诱发肠道肿瘤。

巴比妥类药物容易引起肝脏的损伤，如司可巴比妥类药物为肝酶诱导剂，不但加速自身代谢，还可加速其他药物代谢。如饮酒、全身麻醉药、中枢性抑制药或单胺氧化酶抑制药等与本药合用时，可相互增强效能。与乙酰氨基酚类合用，会增加肝中毒的危险性。所以，肝病患者禁止使用。

苯二氮䓬类药物对消化系统影响较大，如阿普唑仑、氟西泮等可以引起便秘；阿普唑仑、奥沙西泮、氟西泮、三唑仑、水合氯醛、劳拉西泮、替马西泮、右佐匹克隆等可引起恶心、呕吐、腹部胀满；阿普唑仑、劳拉西泮引起黄疸；氟西泮、劳拉西泮引起胃部烧灼感；氟西泮引起腹泻；氟西泮、右佐匹克隆引起胃肠痛。

水合氯醛、劳拉西泮、喹硫平长期使用可以导致部分患者出现肝脏肿大、肝区疼痛、转氨酶升高。

佐匹克隆、右佐匹克隆引起口苦，还有的药物可以引起味觉异常。

水合氯醛还可见食管狭窄、胃刺激、肠梗阻、黏膜损害。

扎来普隆、右佐匹克隆使用过后会引起口干不适。

劳拉西泮可以引起胆红素升高、肝脏转氨酶升高、碱性磷酸酶升高。

（本节相关内容来自药品说明书）

（蔡霞，刘艳骄）

第四节　安眠药物对泌尿系统的影响

肾脏是人体重要的代谢器官。安眠药物经肾脏进行代谢，长期服用会增加肾的负担，引起蛋白尿、血尿；阿普唑仑长时间使用可以导致尿潴留；水合氯醛可以导致肾损害。夸西泮、水合氯醛可以直接导致肾损害；替马西泮长期使用可以导致排尿障碍。

有肾脏疾病的患者使用上述药物，有可能进一步加重肾脏疾病，并促发肾功能衰竭。而与某些消蛋白中药联合使用时，又有可能使失眠更加严重。要尽可能选择对肾脏影响较小的镇静安眠药物，中西医联合用药时，也应注意协同反应。

在镇静安眠药物的说明书中均对肾脏疾病患者使用镇静安眠药物有一定的要求，包括使用中成药对失眠患者进行治疗时，一定要看使用说明书。

（本节相关内容来自药品说明书）

（刘艳骄，赵成思）

第五节　安眠药物对神经系统的影响

大多数镇静安眠药都有抑制大脑皮层活动的作用。长期使用镇静安眠药物可以引起嗜睡、头昏、乏力等，大剂量使用偶见共济失调、震颤。安眠药物不仅抑制了大脑的兴奋活动，同时也抑制了大脑的其他功能，尤其是影响认知和记忆功能，产生白天精神萎靡、注意力不集中、思维迟钝、健忘、情绪低落等现象，以及反应能力下降、瞌睡等，还会引起 REM 睡眠的反弹现象。REM 睡眠阶段时，人的身体处于放松状态，大脑活动增加，人容易做梦，而长期使用安眠药物就会使人产生噩梦，人在睡眠中被惊醒，导致睡眠中断。

阿普唑仑、艾司唑仑、氟西泮、三唑仑、奥沙西泮、劳拉西泮、唑吡坦、佐匹克隆、右佐匹克隆等引起嗜睡。

阿普唑仑、艾司唑仑、氟西泮、唑吡坦、三唑仑、奥沙西泮、劳拉西泮、唑吡坦等引起头昏。阿普唑仑、氟西泮、奥沙西泮、劳拉西泮引起乏力。

阿普唑仑、艾司唑仑、氟西泮、奥沙西泮、劳拉西泮、氯硝西泮引起共济失调。艾司唑仑、奥沙西泮引起震颤。

长期服用艾司唑仑还可以引起起兴奋、多语。氟西泮、氯硝西泮引起定向不清。唑吡坦、佐匹克隆、扎来普隆、劳拉西泮、氯硝西泮等可以导致记忆力减退，或加快痴呆的发展过程。扎来普隆、替马西泮、右佐匹克隆可引起头痛。

（本节相关内容来自药品说明书）

（刘艳骄，赵成思）

第六节 安眠药物对血液系统的影响

血液系统疾病常与药物滥用有一定关系。对于有睡眠障碍的患者来说，每间隔一段时间化验血常规是必要的，一旦发现异常要立即停药，或者更换其他药物。

在巴比妥类药物使用过程中，个别患者可发生粒细胞减少症或缺乏症、血小板减少性紫癜、血清胆红素降低，应密切观察。一旦发现应停止服用，进行对症处理。

阿普唑仑、艾司唑仑可引起白细胞减少，机体抵抗力差的患者，应当慎用这两种药物。

水合氯醛对间歇性血卟啉病患者禁用。

奥沙西泮可以导致白细胞减少，特别是低蛋白血症者，可导致患者易睡难醒。

劳拉西泮可引起血小板减少症、粒细胞缺乏症、各类血细胞减少。有出血倾向的患者，要停用劳拉西泮。

氯硝西泮可导致发热或异常出血、瘀斑。如果没有感冒而出现发热或皮肤紫斑，要停用氯硝西泮。

硝西泮可以导致骨髓抑制，非用不可时才可以选择。

（刘艳骄，李茵）

第七节　安眠药物对生殖系统的影响

镇静安眠药物对生殖系统的影响常常被人们所忽略，但对于孕妇或者备孕的女性来说，了解安眠药物对生殖系统的影响很重要，对生殖医学、计划生育、优生优育等专业医师来说更为重要。

备孕女性或孕妇禁忌使用任何安眠药物，特别是氟西泮、夸西泮、奥沙西泮及其他精神药品。

不论男性还是女性，长期使用安眠药物大多可以引起性功能减退。如劳拉西泮可以导致性欲改变、阳痿、性欲高潮降低。

有多个研究提示，在妊娠初期使用镇静催眠剂（利眠宁、安定、眠尔通）可使胎儿先天畸形发生的危险性增加。因此，在妊娠初期应避免使用劳拉西泮。并且，已有哺乳母亲服用苯二氮䓬类药物而出现新生儿镇静和哺乳不能的现象。

右佐匹克隆可以导致性欲减退，还可以引起女性痛经、男性乳房发育等。如果有此现象，必须停用此药。

（刘艳骄，李茵）

第八节　安眠药物对精神的影响

睡眠障碍常诱发精神症状，而应用镇静安眠药物不当，又可以加重精神症状，特别是合并焦虑症、抑郁症、精神分裂症的患者，更应加以注意。

阿普唑仑可导致个别病人出现兴奋、多语、睡眠障碍，甚至幻觉。停药后症状很快消失。还有少数病人有口干、精力不集中、多汗、自杀倾向。

艾司唑仑、奥沙西泮、唑吡坦、佐匹克隆、右佐匹克隆可引起睡眠障碍，甚至出现幻觉。

抑郁症经常伴有失眠，长期使用艾司唑仑、奥沙西泮、替马西泮、右佐匹克隆、喹硫平可以加重失眠。

经常服用水合氯醛可出现神经质；长期服用，可产生依赖性及耐受性，突然停药可引起神经质、幻觉、烦躁、异常兴奋、瞻妄、震颤等严重撤药综合征。

不恰当地使用奥沙西泮可引起多语、不安。

三唑仑、艾司唑仑、劳拉西泮、佐匹克隆、右佐匹克隆引起或加重抑郁症的自杀倾向。

氯硝西泮可以导致患者精神错乱，较少发生的有行为障碍、思维不能集中、易暴怒（儿童多见）、精神错乱、幻觉、精神抑郁。

替马西泮较少见的不良反应有精神混乱、情绪抑郁。

正确区别药物引起的抑郁状态和自杀倾向，对于判断是否抑郁症的严重程度有一定的帮助。

（刘艳骄，赵成思）

第九节　安眠药物导致的睡眠障碍

公众经常以为，安眠药物就是促进睡眠的，但是长期使用安眠药物的结果，仍然是睡眠障碍。

长期使用艾司唑仑可以导致睡眠障碍，加重失眠。

长期使用劳拉西泮、硝西泮可以加重失眠或嗜睡。

不恰当地使用咪达唑仑（力月西）可引起失眠、梦魇。

唑吡坦、水合氯醛、三唑仑、氯硝西泮、奥沙西泮、溴化物、水合氯醛、硝西泮、佐匹克隆、右佐匹克隆等可使患者出现嗜睡。

减药后会有所缓解，但减药后，患者又会重新失眠。

喹硫平虽然不是安眠药物，却是一种新型抗精神病药，为脑内多种神经递质受体拮抗剂。长期使用后可继发失眠，甚至剧烈的头痛，还可导致体重增加、嗜睡、静坐不能、失眠、兴奋或激越、视物模糊、血压下降、肌紧张、震颤等。

米氮平是一种抗抑郁药物。长期服用会导致嗜睡、镇静，通常发生在服药后1周内（注意：此时剂量的减少并不会缓和这种不良反应，反而会影响对抑郁症的治疗效果）。长期服用米氮平还可以使患者失去睡眠的感觉，即便睡眠，也仍然感觉自己没有睡眠，是典型的矛盾性睡眠的始作俑者。

奥氮平是一种非典型抗精神分裂症药物，主要用于治疗精神分裂症的阳性症状，同时也对阴性症状有部分疗效。小剂量的奥氮平（1/4常规剂量的奥氮平）足可以使人睡眠一整夜。但长期服用会导致体重增加、嗜睡、头晕、静坐不能等，减药困难。

解决失眠的问题，一定要按照临床实践指南去做，治疗到一定阶段，一定要调整药物。

（刘艳骄，闫雪）

第十节　安眠药物对眼部的影响

所有镇静安眠药物的使用说明中均提到了眼病患者的禁忌情况。特别是急性闭角型青光眼患者，应禁用夸西泮、地西泮、阿普唑仑、艾司唑仑、三唑仑、氟西泮、劳拉西泮、奥氮平。

扎拉普隆、劳拉西泮可以引起复视、视力障碍。

劳拉西泮可以导致视力模糊。

服用米氮平后还可以出现复视、青光眼、结膜炎、角膜结膜炎、流泪、眼痛、调节异常、弱视等症状，加重原有眼部疾病的进展。

即便是没有眼病的失眠患者，当服用某些降压药物，如缬沙坦氨氯地平片后出现异常视觉、结膜炎、复视、眼痛等眼部症状时，镇静安眠药物也属于药物服用禁忌。

因工伤、交通事故或者其他非特异性的原因而出现一过性眼部炎症时，即便出现睡眠障碍，也需要谨慎选择治疗睡眠障碍的药物。

（赵成思，刘艳骄）

第十一节　安眠药物对皮肤的影响

人们在重视睡眠的同时，往往忽略了皮肤的反应，几乎所有的药物都会对特异性人群产生致敏作用，而已经是过敏性体质的人，更容易发生皮肤过敏反应。

研究表明，巴比妥类可引起皮疹、多形红斑及剥脱性皮炎。

阿普唑仑、艾司唑仑、奥沙西泮可以引起罕见的皮疹、光敏、白细胞减少。

水合氯醛长期使用后偶尔会引起荨麻疹、过敏性皮疹。

氯硝西泮可以导致皮疹或过敏。

抗精神分裂症的奥氮平可以引起皮疹。

抗精神分裂症的喹硫平可以引起皮疹、皮肤干燥。

中药或中成药一般不会引起皮肤过敏症状，但接触花粉类的中药时，有时也会出现皮疹现象，并导致夜间睡眠障碍。

荨麻疹、过敏性皮炎、花粉症、过敏性鼻炎等疾病常有夜间皮肤瘙痒，有皮疹不良反应的镇静安眠药物应当谨慎使用。

（刘艳骄）

第十二节　安眠药物对骨骼肌肉的影响

由于镇静安眠药物大多数有肌肉松弛作用，常规的镇静安眠药物对肌肉病变患者均属于禁忌范畴。

巴比妥类药物可引起骨痛和肌无力等。

佐匹克隆、三唑仑、咪达唑仑有加重肌肉无力的作用。

佐匹克隆还可以引起肌肉震颤的发生，以及导致肌肉疼痛。

氯硝西泮可以导致肌力减退、极度疲乏、乏力（血细胞减少）。

三溴片因经肾脏排泄较慢，长期连续服用可出现蓄积中毒，表现为记忆力减退、嗜睡、乏力及出现溴疮（皮疹）等。

有神经肌肉疾病的患者，如果使用肌肉松弛药物时配合使用镇静安眠药物，可以适当减少原来使用的肌肉松弛剂用量。

纤维性风湿肌肉痛的患者中，有 28% 左右的患者是以失眠为主诉就诊的，对这类患者使用镇静安眠药物时要考虑镇静安眠药物对肌肉疼痛的影响。

（刘艳骄）

第十三节　安眠药物中毒的表现

巴比妥类药物，长期应用可导致慢性中毒，出现意识混乱、眼球震颤、步态不稳等症状，应逐渐停药。若突然撤药，可出现戒断症状，如焦虑、兴奋、厌食、恶心、无力、晕厥及上肢震颤等，应缓慢减量。巴比妥类药物急性中毒症状为昏睡，进而呼吸浅表，通气量大减，最后因呼吸衰竭而死亡。

阿普唑仑中毒时出现持续的精神错乱、严重嗜睡、抖动、语言不清、蹒跚、心跳异常减慢、呼吸短促或困难、严重乏力。

艾司唑仑中毒时可出现持续的精神紊乱、嗜睡深沉、震颤、持续地说话不清、站立不稳、心动过缓、呼吸短促或困难、严重的肌无力。

三唑仑过量可出现持续的精神错乱、严重嗜睡、抖动、语言不清、蹒跚、心跳异常减慢、呼吸短促或困难、严重乏力。超量或中毒宜及早对症处理，包括催吐或洗胃以及呼吸循环方面的支持疗法，苯二氮䓬受体拮抗剂氟马西尼（flumazenil）可用于该类药物过量中毒的解救和诊断。中毒出现兴奋异常时，不能用巴比妥类药。

水合氯醛中毒反应可产生持续的精神错乱、吞咽困难、严重嗜睡、体温低、顽固性恶心、呕吐、胃痛、癫痫发作、呼吸短促或困难、心率过慢、心律失常、严重乏力，并可能有肝肾功能损害。4~5g可引起急性中毒。致死量为10g左右。中毒抢救：维持呼吸和循环功能，必要时行人工呼吸，气管切开。因水合氯醛过量中毒的病人，用氟马西尼（flumazenil）可改善清醒程度、扩瞳、恢复呼吸频率和血压。

奥沙西泮中毒时出现持续的精神错乱、严重嗜睡、抖动、语言不清、蹒跚、心跳异常减慢、呼吸短促或困难、严重乏力。超量或中毒宜及早对症处理，包括催吐或洗胃以及呼吸循环方面的支持疗法，苯二氮䓬受体拮抗剂氟马西尼（flumazenil）可用于该类药物过量中毒的解救和诊断。中毒出现兴奋异常时，不能用巴比妥类药。

咪达唑仑当与别的镇静或催眠药合用过量时，必须保持呼吸道通畅，并监测重要器官的功能。

氯硝西泮过量的表现可能有持续的精神错乱、严重嗜睡、震颤、持续的语言不清、蹒跚、心跳异常减慢、呼吸短促或困难、严重乏力。

硝西泮中毒症状：大剂量中毒时，可出现昏迷、血压降低、呼吸抑制和心动缓慢等。处理：立即催吐、洗胃、导泻以排除药物，并依病情给予对症治疗及支持疗法。

上述中毒表现均来自生产厂家的药品说明书，仔细阅读药品使用说明书，可以有效避免药物不良反应的发生。

（刘艳骄，闫雪）

第四章 安眠药物的依赖性（成瘾性）和戒断症

第一节 安眠药物的依赖性

安眠药物的依赖性是有目共睹的，长期使用某种安眠药物必然会引起安眠药物的依赖。

药物依赖，就是人们常说的药物成瘾。以往是指带有强制性地使用和觅求某种或某些药物，并且在断药后不断产生再次使用倾向的行为方式。后来，认为药物成瘾实际上是一种反复发作的脑病。

世界卫生组织成瘾药物专家委员会（1957年）对药物成瘾做出定义："药物成瘾是由于反复使用药物而产生的一种周期性的或者慢性中毒状态，对个人和社会均不利。"

安眠药物成瘾的特点可以表现为：①强烈要求医生持续为其使用某种安眠药物，为了得到药物甚至不择手段。②为了对付失眠，常常背着医生超剂量使用药物，对用药量已经失去控制。③对药物的效应产生心理依赖，并伴有躯体依赖，以致于达到不用药就不舒服及严重的负性情绪。④很多安眠药物一般使用1年以上，甚至更长时间，而不愿意更换药物。

（刘艳骄）

第二节 安眠药物依赖的临床表现

安眠药物的依赖是有个体差异的。安眠药物的依赖主要表现为两个方面：

一是心理上的依赖：心理上的依赖是患者感觉没有安眠药物就有空虚感，哪怕是服用一片安慰剂也觉得舒服。

一是生理性依赖：生理性的依赖类似吗啡成瘾的症状，大多表现为头痛、情绪激动、兴奋、紧张、焦虑、烦躁、易怒、忧虑、心跳加快、腹部肌肉痉挛、肌肉疼痛、肌肉震颤以及失眠加重等，甚至出现幻觉、幻听、幻视、谵妄、惊厥、被害念头等严重症状，同时由于心理上的渴望，使患者不择手段地大量索取药物，哪怕药物中毒。

逐渐减量是临床上避免产生药物依赖性的常用方法，而有时患者不听医生的劝告，往往会突然停用药物。突然停用药物就会出现戒断反应，甚至出现反跳性失眠（药物性失眠）。

当镇静安眠药物与某种精神物质、精神药品同时使用时，镇静安眠药物依赖的表现会更加突出。

（刘艳骄）

第三节 安眠药物成瘾的特点及诊断

安眠药物成瘾的因素主要是客观的，是药物的必然反应。同时，也有一定的心理因素。

主要有两方面：心理依赖和躯体依赖。苯二氮䓬类药物（BZD）可以产生药物依赖，主要由于：失眠→BZD 治疗→出现反跳性失眠→需要继续药物治疗→产生耐受性→需要加大药物剂量治疗→出现药物依赖→无法终止治疗。

安眠药物的成瘾，并不一定就是长期使用安眠药物，即便是短时间使用有时也会成瘾，特别是在服用安眠药物时，又同时服用较多的酒精，就加速了成瘾性的形成。加用精神药品，镇静安眠药物的依赖会更加明显。

中华医学会精神科学会指定的精神活性物质所致精神障碍的诊断标准：①有使用精神活性物质的证据，其使用量和使用时间足以引起精神障碍。②使用精神活性物质后，出现心理和生理症状、行为改变，如中毒、药物依赖综合征、戒断综合征、情感障碍、智能障碍、遗忘和人格改变等，且有理由推断精神障碍由精神活性物质引起。③社会功能下降。

中国有关部门制定的药物依赖（依赖综合征）的诊断标准：①有长期反复使用精神活性物质的历史。②对精神活性物质有强烈的渴求及耐受性。

因此，必须至少有下列 7 种情况中的 2 项：不能摆脱使用这种药物的欲望；对寻觅这种物质的意识明显增强；为了使用这种物质，经常放弃其他活动及爱好；明知这种物质有害，但仍然使用，或为自己诡辩，或想少用或不用，但做不到或反复失败；使用时体验到快感；对这种物质的耐受性增大；停药以后出现戒断综合征。

临床医生要学会依法依规办事，并按照病人的实际情况，科学、合理地使用镇静安眠药物。

（刘艳骄）

第四节　安眠药物的戒断综合征

大剂量服用苯二氮䓬类安眠药物，或以正常剂量长期服用苯二氮䓬类安眠药物，都可以导致药物依赖，而酗酒者、吸毒者、儿童、老年人更容易出现苯二氮䓬类药物的依赖。当这类药物形成依赖后，一旦停药或服用剂量减少时，可以立即出现更严重的睡眠障碍和焦虑状态，同时发生一系列的戒断症状，表现为戒断综合征。

1.戒断综合征产生的因素

（1）剂量：剂量越大越容易发生戒断反应，当药物的疗效不佳，需要加大剂量时，不但失眠没有改善，反而增加了出现反跳性失眠的几率。

（2）药物的半衰期：安眠药物的半衰期越短，越容易发生戒断反应。

（3）药物的使用时间：安眠药物的使用时间越长，发生戒断反应的就越多。

（4）撤药的急缓：突然停用药物发生戒断反应的机会就多，逐渐减少药量发生戒断反应的机会就小。

（5）个体差异：不同人对药物的敏感性不同，有些人停用药物后就会使失眠加重，而有些人停用药物以后不出现明显的反跳性失眠。另外，人种的不同对药物的反应程度也不同，对西方人有明显疗效的药物不一定对东方人有效。因此，许多从国外进口的西药都要在国内重新进行临床试验，以保证安全性和有效性。

2.戒断综合征的主要临床表现

（1）恶心、呕吐。

（2）全身不适，或乏力。

（3）心动过速，血压升高，或全身出汗。

（4）焦虑，或激动。

（5）姿势性血压降低。

（6）出现震颤症状。

（7）失眠加重。

（8）出现癫痫大发作。

对于是否形成依赖，是否存在戒断综合征，还是需要通过量表问卷的形式加以判断，最好还要进行肝功能的检查，看是否存在药物性肝损伤。有条件的医院，可以进行安眠药物体内残留检查，这样会使判断更加准确。

3. 已经明确可以导致药物依赖的安眠药物

有资料表明，阿普唑仑、奥沙西泮、氯硝西泮、奥沙西泮、劳拉西泮、咪达唑仑、唑吡坦、佐匹克隆、奎硫平、奥氮平等药物长期不规范使用可以导致药物依赖。

我们发现，具有氯硝基的安眠药物导致的依赖性比较强，而且减药时间长，如氯硝西泮、劳拉西泮、奥氮平。

连续服用劳拉西泮的患者突然停药，会出现戒断综合征的表现，包括头痛、焦虑、紧张、抑郁、失眠、精神错乱、易激惹、出汗、反跳现象、烦躁不安、头昏、非真实感、人格解体、听觉过敏、麻木/肢端麻刺感、对光和噪音的高敏反应和生理触觉/知觉变化、不随意运动、恶心、呕吐、腹泻、厌食、幻觉/妄想、惊厥/癫痫发作、震颤、腹部痉挛、肌痛、激动不安、心悸、心动过速、惊恐发作、眩晕、反射亢进、短期记忆缺失和高热等。

唑吡坦立即停药会出现戒断症状，包括头痛、肌肉痛、极度焦虑紧张、烦躁、兴奋和谵妄。严重时会出现意识障碍、失去理智、听觉过敏、麻木、四肢麻刺感，对光、声音和身体接触过敏，出现幻觉和癫痫发作。

想要避免出现戒断综合征，就应严格按照指南进行临床治疗，治疗有效后逐渐减药，使用最低治疗量，注意药物不良反应。

（刘艳骄）

第五节 安眠药物与毒品

安眠药物属于广义的毒品范畴。

根据《中华人民共和国刑法》第357条规定，毒品是指鸦片、海洛因、甲基苯丙胺（冰毒）、吗啡、大麻、可卡因以及国家规定管制的其他能够使人形成瘾癖的麻醉药品和精神药品。《麻醉药品及精神药品品种目录》中列明了121种麻醉药品和130种精神药品。毒品通常分为麻醉药品和精神药品两大类。其中最常见的主要是麻醉药品类中的大麻类、鸦片类和可卡因类。而安眠药物就是精神药品。

一、毒品的分类

毒品是严重危害人体健康的物质，毒品种类很多、范围很广，分类方法也不尽相同。

1. 按来源分类

从毒品的来源看，可分为天然毒品、半合成毒品和合成毒品三大类。

天然毒品是直接从毒品原植物中提取的毒品，如鸦片。属于禁止种植、生产、加工、流通的毒品。

半合成毒品是由天然毒品与化学物质合成而得，如海洛因。

合成毒品是完全用有机合成的方法制造而得，如冰毒。属于法律严格禁止的毒品。

2. 按对人体中枢神经的作用分类

从毒品对人中枢神经的作用看，可分为抑制剂、兴奋剂和致幻剂等。

抑制剂能抑制中枢神经系统，具有镇静和放松作用，如鸦片类。

兴奋剂能刺激中枢神经系统，使人产生兴奋，如苯丙胺类。某些减肥药品中含有苯丙胺，现在已经禁止使用。发作性睡病患者慎用苯丙胺。

致幻剂能使人产生幻觉，导致自我歪曲和思维分裂，如麦司卡林。对于睡眠障碍，特别是发作性睡病患者出现严重的幻觉时，应注意询问是否曾使用过致幻剂。

3. 按自然属性分类

从毒品的自然属性看，可分为麻醉药品和精神药品。

麻醉药品是指对中枢神经有麻醉作用，连续使用易产生身体依赖性的药品，如鸦片类。

精神药品是指直接作用于中枢神经系统，使人兴奋或抑制，连续使用能产生依赖性的药品，如苯丙胺类。精神药品必须经过医生处方，方可使用。

4. 按流行时间分类

从毒品流行的时间顺序看，可分为传统毒品和新型毒品。

传统毒品一般指鸦片、海洛因等阿片类流行较早的毒品。

新型毒品是相对传统毒品而言，主要指冰毒、摇头丸等人工化学合成的致幻剂、兴奋剂类毒品，在我国主要从 20 世纪末、21 世纪初开始在歌舞娱乐场所中流行。

应当指出，有毒中药不是毒品，因为有毒中药一般是在临床医生的指导下使用的具有一定毒性的中药，是根据"以毒攻毒"的原理进行的对症治疗。一般不产生成瘾性和药物戒断综合征，并可以随时停止使用。

二、常见的毒品

（一）传统毒品

1. 鸦片

鸦片又叫阿片，俗称大烟，是罂粟果实中流出的乳液经干燥凝结而成。因产地不同而呈黑色或褐色，味苦。生鸦片经过烧煮和发酵，可制成精制鸦片，吸食时有一种强烈的香甜气味。吸食者初吸时会感到头晕目眩、恶心或头痛，多次吸食就会上瘾。鸦片最初是作为药用，目前在药物中仍有应用，如阿片粉、阿片片、复方桔梗散、托氏散、阿桔片等，主要用于镇咳、止泻等。1813年8月5日，中国严禁贩食鸦片。临床中发现有吸食毒品的人出现类似鸦片中毒的表现时，应当向医院的有关部门报告，并谨慎使用精神药品。对于经常服用含有鸦片的止咳药物的患者，也应当给予重视。某些传统的中成药中也含有少量的罂粟壳，但这并不成为毒品。

2. 吗啡（morphine）

吗啡是从鸦片中分离出来的一种生物碱，在鸦片中含量10%左右，为无色或白色结晶粉末状，具有镇痛、催眠、止咳、止泻等作用，主要在医院中应用。通过非医疗途径吸食后会产生欣快感，比鸦片容易成瘾。长期使用会引起精神失常、谵妄和幻想，过量使用会导致呼吸衰竭而死亡。历史上它曾被用做精神药品戒断鸦片，但由于其不良反应过大，最终被定为毒品。医院的外科及肿瘤科的特殊病人，需要在临床中使用时，需要经过麻醉处方权医生的签字，方可使用。睡眠障碍患者出现一过性黑矇、嗜睡、注意力分散、思维力减弱、淡漠、抑郁、烦躁不安、惊恐、畏惧、视力减退、视物模糊或复视、妄想、幻觉等症状时，要警惕患者是否有服用吗啡的历史。

3. 海洛因（heroin）

海洛因的化学名称为二乙酰吗啡，俗称白粉，它是由吗啡和醋酸酐反应而制成的，镇痛作用是吗啡的 4~8 倍，临床上曾广泛用于麻醉镇痛，但成瘾快，极难戒断。长期使用会破坏人的免疫功能，并导致心、肝、肾等主要脏器的损害。注射吸食还能传播艾滋病等疾病。历史上它曾被用做精神药品戒断吗啡，但由于其副作用过大，最终被定为毒品。海洛因被称为世界毒品之王，是中国目前监控、查禁的最重要的毒品之一。临床中发现艾滋病病人，或者有性传播疾病的病人，应当注意了解该患者是否有吸毒史，并按照相关规定进行报告。

4. 大麻（cannabis）

大麻是桑科一年生草本植物，分为有毒大麻和无毒大麻。无毒大麻的茎、秆可制成纤维，籽可榨油。有毒大麻主要指矮小、多分枝的印度大麻。大麻类毒品主要包括大麻烟、大麻脂和大麻油，主要活性成分是四氢大麻酚。大麻对中枢神经系统有抑制、麻醉作用，吸食后产生欣快感，有时会出现幻觉和妄想，长期吸食会引起精神障碍、思维迟钝，并破坏人体的免疫系统。大麻的果实是中药火麻仁，有一定的促眠作用，常用于便秘。火麻仁并不产生依赖，但炮制不恰当会有一定的毒性。

5. 杜冷丁

杜冷丁即盐酸哌替啶，是一种临床常用的合成镇痛药，为白色结晶性粉末，味微苦，无臭，其作用和机理与吗啡相似，但镇静、麻醉作用较小，仅相当于吗啡的 1/10～1/8。长期使用会产生依赖性，被列为严格管制的麻醉药品。晚期癌症病人常有极大的疼痛感，而吗啡和杜冷丁之类的天然或合成药物，此时却能起到显著的止痛作用。从人道主义出发，为了减轻这些即将离开人世的病人的痛苦，医学上规定允许使用吗啡或杜冷丁之类的镇痛针剂。因为对于这些人来说，上瘾的后果已经不再是需要考虑的问题了。但由于药物的发放存在着流入社会为吸毒者所用的可能，同时癌症病人也有治愈的可能。用多了会上瘾，将来癌肿消失，脱瘾便是一种痛苦的过程。因此，国家卫生部门对这些药物的处方权及发放有着极严格的规定，严防药物流入非法渠道。

6. 古柯、可卡因（Cocaine）

古柯是生长在美洲大陆、亚洲东南部及非洲等地的热带灌木，尤为南美洲的传统种植物。古柯树株高 1.5～3 米，生长周期为 30～40 年，每年可采摘古柯叶 3～4 次。古柯叶是提取古柯类毒品的重要物质，曾为古印第安人习惯性咀嚼，并被用于治疗某些慢性病，但很快其毒害作用就得到科学证实。古柯科植物的叶子可以入药，入药功效为补肾助阳、镇痛。也是可口可乐的重要配方。

由叶提取出的古柯碱，即可卡因（Cocaine），为重要的局部麻醉药物。可卡因学名苯甲酰甲荃芽子碱，是从古柯叶中提取的一种白色晶状的生物碱，是强效的中枢神经兴奋剂和局部麻醉剂。能阻断人体神经传导，产生局部麻醉作用，并可通过加强人体内化学物质的活性刺激大脑皮层，兴奋中枢神经，表现出情绪高涨、好动、健谈，有时还有攻击倾向，具有很强的成瘾性。睡眠障碍患者中有幻觉者，在排除抑郁症、精神分裂症等精神疾病以后，要注意了解患者是否存在原始性视觉幻觉（即光、影等），也可能有感觉、味觉、听觉等幻象。这时候需要注意患者是否存在吸毒问题。

此外，传统毒品还有可待因（常在止咳药物中出现）、那可汀、盐酸二氢埃托啡等。

（二）新型毒品

1. 冰毒（methamphetamine）

冰毒即甲基苯丙胺，外观为纯白结晶体，故被称为"冰"（ice）。对人体中枢神经系统具有极强的刺激作用，且毒性强烈。冰毒的精神依赖性很强，吸食后会产生强烈的生理兴奋，大量消耗人的体力和降低免疫功能，严重损害心脏、大脑组织甚至导致死亡。还会造成精神障碍，表现出妄想、好斗、错觉，从而引发暴力行为。

2. 摇头丸（MDMA）

摇头丸是冰毒的衍生物，以 MDMA 等苯丙胺类兴奋剂为主要成分，具有兴奋和致幻双重作用，滥用后可出现长时间随音乐剧烈摆动头部的现象，故称为摇头丸。外观多呈片剂，五颜六色。服用后会产生中枢神经强烈兴奋，出现摇头和妄动，在幻觉作用下常常引发集体淫乱、自残与攻击行为，并可诱发精神分裂症及急性心脑疾病，精神依赖性强。对于从事娱乐行业的人群，要注意他们（她们）的睡眠或觉醒问题是否与工作环境有关。

3.K 粉（ketamine）

K 粉即氯胺酮，是静脉全麻药，有时也可用作兽用麻醉药。白色结晶粉末，无臭，易溶于水，通常在娱乐场所滥用。服用后遇快节奏音乐便会强烈扭动，会导致神经中毒反应、精神分裂症状，出现幻听、幻觉、幻视等，对记忆和思维能力造成严重的损害。此外，易让人产生性冲动，所以又称为"迷奸粉"或"强奸粉"。

4.咖啡因

咖啡因是化学合成或从茶叶、咖啡果中提炼出来的一种生物碱。大剂量长期使用会对人体造成损害，引起惊厥、心律失常，并可加重或诱发消化性溃疡，甚至导致吸食者下一代智能低下、肢体畸形，同时具有成瘾性，停用会出现戒断症状。睡眠障碍的患者应当避免喝茶、咖啡等兴奋性饮料，而失眠患者应当禁忌咖啡。嗜睡患者饮用咖啡是否有提神效果，目前还有学术争议。

5.三唑仑

三唑仑又名海乐神、酣乐欣，淡蓝色片剂，是一种强烈的麻醉药品，口服后可以迅速使人昏迷晕倒，故俗称迷药、蒙汗药、迷魂药。可以伴随酒精类共同服用，也可溶于水及各种饮料中。见效迅速，药效比普通安定强 45~100 倍。三唑仑片具有抗惊厥、抗癫痫、抗焦虑、镇静催眠、中枢性骨骼肌松弛和暂时性记忆缺失（或称遗忘）作用。呼吸功能不全，肝、肾功能不全，急性脑血管病，抑郁症患者及孕妇、哺乳期妇女、儿童等慎用，睡眠呼吸暂停者严禁使用。

6.γ-羟基丁酸

γ-羟基丁酸，又称 4-羟基丁酸，或 GHB、G 水，是一种在中枢神经系统中发现的天然物质，亦存在于葡萄酒、牛肉、柑橘属水果中，也少量存在于几乎所有动物体内。它也是一种神经药物，2005 年中国就将其列入二类精神药物予以管制，并于 2007 年变更为一类。这种物质在美国属于限制使用药物，被称作 Xyrem，由 Jazz Pharmaceuticals 公司销售，用于治疗于发作性睡病患者的日间嗜睡症状。中国较少使用。滥用 γ-羟基丁酸会造成暂时性记忆丧失、恶心、呕吐、头痛、反射作用丧失，甚至很快失去意识、昏迷及死亡，与酒精并用更会加剧其危险性。

此外,新型毒品还有安纳咖、氟硝安定、麦角乙二胺(LSD)、安眠酮、丁丙诺啡、地西泮及有机溶剂和鼻吸剂等。另外,纯度在99%以上的毒品被称为"美金"。

附:麻醉和精神药品目录

关于公布麻醉药品和精神药品品种目录(2007年版)的通知

国食药监安〔2007〕633号

各省、自治区、直辖市食品药品监督管理局(药品监督管理局)、公安厅(局)、卫生厅(局):

根据《麻醉药品和精神药品管理条例》第三条的规定,现公布《麻醉药品品种目录(2007年版)》和《精神药品品种目录(2007年版)》,自2008年1月1日起施行。

国家食品药品监督管理局　中华人民共和国公安部　中华人民共和国卫生部

二○○七年十月十一日

麻醉药品目录

(2007年版)

1. 醋托啡 Acetorphine

2. 乙酰阿法甲基芬太尼 Acetylalphamethylfentanyl

3. 醋美沙朵 Acetylmethadol

4. 阿芬太尼 Alfentanil

5. 烯丙罗定 Allylprodine

6. 阿醋美沙朵 Alphacetylmethadol

7. 阿法美罗定 Alphameprodine

8. 阿法美沙朵 Alphamethadol

9. 阿法甲基芬太尼 Alphamethylfentanyl

10. 阿法甲基硫代芬太尼 Alphamethylthiofentanyl

11. 阿法罗定 * Alphaprodine

12. 阿尼利定 Anileridine

13. 苄替啶 Benzethidine

14. 苄吗啡 Benzylmorphine

15. 倍醋美沙朵 Betacetylmethadol

16. 倍他羟基芬太尼 Betahydroxyfentanyl

17. 倍他羟基 -3- 甲基芬太尼 Betahydroxy-3-methylfentanyl

18. 倍他美罗定 Betameprodine

19. 倍他美沙朵 Betamethadol

20. 倍他罗定 Betaprodine

21. 贝齐米特 Bezitramide

22. 大麻与大麻树脂 Cannabis and Cannabis resin

23. 氯尼他秦 Clonitazene

24. 古柯叶 Coca Leaf

25. 可卡因 * Cocaine

26. 可多克辛 Codoxime

27. 罂粟秆浓缩物 * Concentrate of poppy straw

28. 地索吗啡 Desomorphine

29. 右吗拉胺 Dextromoramide

30. 地恩丙胺 Diampromide

31. 二乙噻丁 Diethylthiambutene

32. 地芬诺辛 Difenoxin

33. 二氢埃托啡 * Dihydroetorphine

34. 双氢吗啡 Dihydromorphine

35. 地美沙朵 Dimenoxadol

36. 地美庚醇 Dimepheptanol

37. 二甲噻丁 Dimethylthiambutene

38. 吗苯丁酯 Dioxaphetyl butyrate

39. 地芬诺酯 * Diphenoxylate

40. 地匹哌酮 Dipipanone

41. 羟蒂巴酚 Drotebanol

42. 芽子碱 Ecgonine

43. 乙甲噻丁 Ethylmethylthiambutene

44. 依托尼秦 Etonitazene

45. 埃托啡 Etorphine

46. 依托利定 Etoxeridine

47. 芬太尼 * Fentanyl

48. 呋替啶 Furethidine

49. 海洛因 Heroin

50. 氢可酮 * Hydrocodone

51. 氢吗啡醇 Hydromorphinol

52. 氢吗啡酮 Hydromorphone

53. 羟哌替啶 Hydroxypethidine

54. 异美沙酮 Isomethadone

55. 凯托米酮 Ketobemidone

56. 左美沙芬 Levomethorphan

57. 左吗拉胺 Levomoramide

58. 左芬啡烷 Levophenacylmorphan

59. 左啡诺 Levorphanol

60. 美他佐辛 Metazocine

61. 美沙酮 * Methadone

62. 美沙酮中间体 Methadone intermediate

63. 甲地索啡 Methyldesorphine

64. 甲二氢吗啡 Methyldihydromorphine

65.3- 甲基芬太尼 3-methylfentanyl

66.3- 甲基硫代芬太尼 3-methylthiofentanyl

67. 美托酮 Metopon

68. 吗拉胺中间体 Moramide intermediate

69. 吗哌利定 Morpheridine

70. 吗啡 * Morphine

71. 吗啡甲溴化物及其他五价氮吗啡衍生物 Morphine Methobromide and other pentavalent nitrogen morphine derivatives

72. 吗啡 –N– 氧化物 Morphine-N-oxide

73.1- 甲基 –4– 苯基 –4– 哌啶丙酸酯 MPPP

74. 麦罗啡 Myrophine

75. 尼可吗啡 Nicomorphine

76. 诺美沙朵 Noracymethadol

77. 去甲左啡诺 Norlevorphanol

78. 去甲美沙酮 Normethadone

79. 去甲吗啡 Normorphine

80. 诺匹哌酮 Norpipanone

81. 阿片 * Opium

82. 羟考酮 * Oxycodone

83. 羟吗啡酮 Oxymorphone

84. 对氟芬太尼 Parafluorofentanyl

85.1- 苯乙基 –4- 苯基 –4- 哌啶乙酸酯 PEPAP

86. 哌替啶 * Pethidine

87. 哌替啶中间体 A Pethidine intermediate A

88. 哌替啶中间体 B Pethidine intermediate B

89. 哌替啶中间体 C Pethidine intermediate C

90. 苯吗庚酮 Phenadoxone

91. 非那丙胺 Phenampromide

92. 非那佐辛 Phenazocine

93. 非诺啡烷 Phenomorphan

94. 苯哌利定 Phenoperidine

95. 匹米诺定 Piminodine

96. 哌腈米特 Piritramide

97. 罂粟壳 * Poppy Shell

98. 普罗庚嗪 Proheptazine

99. 丙哌利定 Properidine

100. 消旋甲啡烷 Racemethorphan

101. 消旋吗拉胺 Racemoramide

102. 消旋啡烷 Racemorphan

103 瑞芬太尼 * Remifentanil

104. 舒芬太尼 * Sufentanil

105. 醋氢可酮 Thebacon

106. 蒂巴因 * Thebaine

107. 硫代芬太尼 Thiofentanyl

108. 替利定 Tilidine

109. 三甲利定 Trimeperidine

110. 醋氢可待因 Acetyldihydrocodeine

111. 布桂嗪 * Bucinnazine

112. 可待因 * Codeine

113. 复方樟脑酊 * Compound Camphor Tincture

114. 右丙氧芬 * Dextropropoxyphene

115. 双氢可待因 * Dihydrocodeine

116. 乙基吗啡 * Ethylmorphine

117. 尼可待因 Nicocodine

118. 尼二氢可待因 Nicodicodine

119. 去甲可待因 Norcodeine

120. 福尔可定 * Pholcodine

121. 丙吡兰 Propiram

122. 阿桔片 * Compound Platycodon Tablets

123. 吗啡阿托品注射液 * Morphine and Atropine Sulfate Injection

注：①上述品种包括其可能存在的盐和单方制剂；②上述品种包括其可能存在的化学异构体及酯、醚；③品种目录有 * 的麻醉药品为我国生产及使用的品种。

精神药品目录
（2007 年版）

第一类

1. 布苯丙胺 Brolamfetamine（DOB）

2. 卡西酮 Cathinone

3. 二乙基色胺 DET

4. 二甲氧基安非他明 2，5-dimethoxyamfetamine（DMA）

5.（1，2- 二甲基庚基）羟基四氢甲基二苯吡喃 DMHP

6. 二甲基色胺 DMT

7. 二甲氧基乙基安非他明 DOET

8. 乙环利定 Eticyclidine

9. 乙色胺 Etryptamine

10. 麦角二乙胺 (+) –Lysergide

11. 二亚甲基双氧安非他明 MDMA

12. 麦司卡林 Mescaline

13. 甲卡西酮 Methcathinone

14. 甲米雷司 4–methylaminorex

15. 甲羟芬胺 MMDA

16. 乙芬胺 N–ethyl，MDA

17. 羟芬胺 N–hydroxy，MDA

18. 六氢大麻酚 Parahexyl

19. 副甲氧基安非他明 Paramethoxyamfetamine（PMA）

20. 赛洛新 Psilocine

21. 赛洛西宾 Psilocybine

22. 咯环利定 Rolicyclidine

23. 二甲氧基甲苯异丙胺 STP，DOM

24. 替苯丙胺 Tenamfetamine（MDA）

25. 替诺环定 Tenocyclidine

26. 四氢大麻酚（包括其同分异构物及其立体化学变体）

Tetrahydrocannabinol

27. 三甲氧基安非他明 TMA

28.4– 甲基硫基安非他明 4–methylthioamfetamine

29. 苯丙胺 Amfetamine

30. 安非拉酮 Amfepramone

31. 安咪奈丁 Amineptine

32. 2，5- 二 甲 氧 基 -4- 溴 苯 乙 胺 4-bromo-2, 5-dimethoxyphenethylamine（2-CB）

33. 丁丙诺啡 * Buprenorphine

34. 右苯丙胺 Dexamfetamine

35. 二甲基安非他明 Dimethylamfetamine

36. 芬乙茶碱 Fenetylline

37. γ- 羟丁酸 * γ-hydroxybutyrate（GHB）

38. 氯胺酮 * Ketamine

39. 左苯丙胺 Levamfetamine

40. 左甲苯丙胺 Levomethamfetamine

41. 马吲哚 * Mazindol

42. 甲氯喹酮 Mecloqualone

43. 去氧麻黄碱 Metamfetamine

44. 去氧麻黄碱外消旋体 Metamfetamine Racemate

45. 甲喹酮 Methaqualone

46. 哌醋甲酯 * Methylphenidate

47. 莫达非尼 Modafinil

48. 苯环利定 Phencyclidine

49. 芬美曲秦 Phenmetrazine

50. 司可巴比妥 * Secobarbital

51. δ-9- 四氢大麻酚及其立体化学变体 Delta-9-tetrahydrocannabinol and its stereochemical variants

52. 三唑仑 * Triazolam

53. 齐培丙醇 Zipeprol

第二类

54. 异戊巴比妥 * Amobarbital

55. 布他比妥 Butalbital

56. 布托啡诺及其注射剂 * Butorphanol and its injection

57. 咖啡因 * Caffeine

58. 安钠咖 * Caffeine Sodium Benzoate（CNB）

59. 去甲伪麻黄碱 * Cathine

60. 环己巴比妥 Cyclobarbital

61. 地佐辛及其注射剂 * Dezocine and its injection

62. 右旋芬氟拉明 Dexfenfluramine

63. 芬氟拉明 * Fenfluramine

64. 氟硝西泮 Flunitrazepam

65. 格鲁米特 * Glutethimide

66. 呋芬雷司 Furfennorex

67. 喷他佐辛 * Pentazocine

68. 戊巴比妥 * Pentobarbital

69. 丙己君 Propylhexedrine

70. 阿洛巴比妥 Allobarbital

71. 阿普唑仑 * Alprazolam

72. 阿米雷司 Aminorex

73. 巴比妥 * Barbital

74. 苄非他明 Benzfetamine

75. 溴西泮 * Bromazepam

76. 溴替唑仑 Brotizolam

77. 丁巴比妥 Butobarbital

78. 卡马西泮 Camazepam

79. 氯氮䓬 * Chlordiazepoxide

80. 氯巴占 Clobazam

81. 氯硝西泮 * Clonazepam

82. 氯拉䓬酸 Clorazepate

83. 氯噻西泮 Clotiazepam

84. 氯噁唑仑 Cloxazolam

85. 地洛西泮 Delorazepam

86. 地西泮 * Diazepam

87. 艾司唑仑 * Estazolam

88. 乙氯维诺 Ethchlorvynol

89. 炔己蚁胺 Ethinamate

90. 氯氟䓬乙酯 * Ethyl Loflazepate

91. 乙非他明 Etilamfetamine

92. 芬坎法明 Fencamfamin

93. 芬普雷司 Fenproporex

94. 氟地西泮 Fludiazepam

95. 氟西泮 * Flurazepam

96. 哈拉西泮 Halazepam

97. 卤沙唑仑 Haloxazolam

98. 凯他唑仑 Ketazolam

99. 利非他明 Lefetamine

100. 氯普唑仑 Loprazolam

101. 劳拉西泮 * Lorazepam

102. 氯甲西泮 Lormetazepam

103. 美达西泮 Medazepam

104. 美芬雷司 Mefenorex

105. 甲丙氨酯 * Meprobamate

106. 美索卡 Mesocarb

107. 甲苯巴比妥 Methylphenobarbital

108. 甲乙哌酮 Methyprylon

109. 咪达唑仑 * Midazolam

110. 纳布啡及其注射剂 * Nalbuphine and its injection

111. 尼美西泮 Nimetazepam

112. 硝西泮 * Nitrazepam

113. 去甲西泮 Nordazepam

114. 奥沙西泮 * Oxazepam

115. 奥沙唑仑 Oxazolam

116. 氨酚氢可酮片 * Paracetamol and Hydrocodone Bitartrate Tablets

117. 匹莫林 * Pemoline

118. 苯甲曲秦 Phendimetrazine

119. 苯巴比妥 * Phenobarbital

120. 芬特明 Phentermine

121. 匹那西泮 Pinazepam

122. 哌苯甲醇 Pipradrol

123. 普拉西泮 Prazepam

124. 吡咯戊酮 Pyrovalerone

125. 仲丁比妥 Secbutabarbital

126. 替马西泮 * Temazepam

127. 四氢西泮 Tetrazepam

128. 曲马朵 * Tramadol

129. 乙烯比妥 Vinylbital

130. 唑吡坦 *Zolpiden

131. 扎来普隆 *Zaleplone

132. 麦角胺咖啡因片 * Ergotamine and Caffeine Tablets

注：①上述品种包括其可能存在的盐和单方制剂（除非另有规定）；②上述品种包括其可能存在的化学异构体及酯、醚（除非另有规定）；③品种目录有 * 的精神药品为我国生产及使用的品种；④上述品种大部分对人体有害，所以一定要抵制毒品。

（刘艳骄，蔡霞）

第六节　针对安眠药物成瘾的对策

一般来说，成瘾性强的药物，大多容易使人产生幻觉、快感及意识模糊状态，如三唑仑、奥氮平等。所以要尽可能地避免选择成瘾性强的药物。

导致上述耐受性、成瘾性和戒断症的原因，大多与患者私自滥用药物，或医生的疏忽及失误有一定的关系。当然，在临床实践中，我们还要警惕一些吸毒的人，在一时难以得到毒品的情况下，常常以镇静催眠药作为毒品的替代品，以解除毒瘾带来的痛苦。特别是带有幻觉的安眠药物，成为吸毒者的首选替代品。因此，有关部门已经把长期使用三唑仑列入吸毒范畴。在一些农村地区，有的人认为在各种酒中加入安眠药物可增强酒精的效应，以减少饮酒量。这种行为长期持续，会导致严重的肝损伤。同时，还会导致饮酒者出现自杀倾向，是十分危险的。

针对上述情况的具体对策有：

（1）宣传和普及防治药物依赖的知识，特别是要宣传安眠药物依赖的危害，加强睡眠医学专业知识的培训，提高医师对安眠药物依赖的认识水平。

（2）注意发现临床就诊中可能已经产生安眠药物依赖的患者，对这些患者进行安眠药物依赖的调查，并开展安眠药物依赖的减药治疗、替代治疗，同时排查是否存在肝肾功能的损伤。

（3）对已经出现戒断症状的患者，依照患者药物依赖的严重程度，分别给予对症治疗、减药治疗、替代治疗，出现电解质紊乱的患者要纠正电解质紊乱。

（4）配合心理治疗和行为治疗：要让依赖患者痛下决心，遵照医生制定的诊疗计划，循序渐进，通过良性反馈不断鼓励自己，积极参加丰富多彩的文体活动，转移对药物依赖的注意力。群体监督：依赖者要如实地与医生、朋友及家人交流减药的体会，取得他们的配合、支持、鼓励和监督，以使安眠药物的使用保持在一个合理的范围。

（5）临床医生通过学习，逐步学会使用镇静安眠药物的替代治疗方法和治疗时机，达到治疗睡眠障碍，又可以成功减药的目的。

（刘艳骄）

第五章　治疗睡眠障碍常用药物的使用方法

一直以来，人们不断在寻找理想的治疗失眠症的药物。事实上，至今人们也没有找到理想的治疗药物。20世纪50年代以前，治疗失眠主要使用巴比妥类药物和水合氯醛；60年代开始使用格鲁米特（导眠宁）、甲奎酮（安眠酮）、丙甲氯酯（眠尔通）等药物；此后，80年代开始使用苯二氮䓬类药物，如安定（西地泮）、氯硝安定（氯硝西泮）等，现在此类药物已经达到50余种，安眠作用比较好，不良反应相对比较少，短时间内较少发生药物依赖，很少发生急性中毒，但长时间应用也会有各种不良反应。

一、常用安眠药物的初始剂量

巴比妥类药物：这是一类应用历史较久的药物，安眠效果肯定，但药物依赖性较强，长期服用容易产生成瘾性，用药后常有头晕、嗜睡等不良反应，现在较少应用于治疗睡眠障碍。主要用于治疗癫痫发作。

根据其安眠作用的特点，分为长效、中效、短效类。长效类一般在服用药物0.5~1小时生效，作用持续6~8小时，常用于中间易醒及早醒。

长效巴比妥药物有巴比妥及苯巴比妥（鲁米那）。成年人剂量：前者为0.3~0.6g，后者为0.06~0.1g。

中效巴比妥药物以阿米妥为代表。成年人剂量为 0.1~0.2g，一般服用药物 30 分钟就开始生效，作用持续时间 4~6 小时。

短效巴比妥药物为速可眠（司可巴比妥）。成人在睡前服用 0.1g，在服用后 15 分钟即可生效，作用持续 2~3 小时，常用于入睡困难者。

司可巴比妥的常用剂量为：①口服：催眠，50~200mg，睡前一次顿服；麻醉前用药，200~300mg，术前 1 小时服。成人极量一次 300mg。②肌肉注射：催眠，一次 100~200mg；抗惊厥（用于破伤风），一次 5.5mg/kg，需要时可每隔 3~4 小时重复给药。

此外，巴比妥类药物还可以产生药物疹、粒细胞减少、血小板减少性紫癜、低血压、血栓性静脉炎；静脉注射还可以引起呼吸抑制、支气管痉挛、咳嗽等；还可以引起情绪抑制，某些有剧烈疼痛的患者，应用巴比妥类药物会产生反常的兴奋、欣快、不安或者谵妄；在突然停用巴比妥类药物后还可以出现多梦、梦魇，或者使失眠加重。

利眠宁（氯氮䓬）：一般在睡前服用 30mg。常见的不良反应是嗜睡、便秘、共济失调，长期服用还可以引起惊厥。

安定（地西泮）：可在睡前服用 2.5~10mg，一般常用 5mg。一般用于临时性给药，或者缓解患者的紧张情绪时使用。该药在通常剂量情况下一般无不良反应，但长期使用容易产生蓄积作用，而且对肠道功能产生影响。副作用同利眠宁。

氯硝安定（氯硝西泮）：一般在睡前服用 4~8mg。对于维持较长时间的睡眠作用效果较好，但长期应用容易产生药物依赖。成人常用量：开始每次 0.5mg（1/4 片），每日 3 次，每 3 天增加 0.5~1mg（1/4~1/2 片），直到发作被控制或出现了不良反应为止。用量应个体化，成人最大量每日不要超过 20mg（10

片）。小儿常用量：10岁或体重30kg以下的儿童开始每日按体重0.01~0.03mg/kg，分2~3次服用，以后每3日增加0.25~0.5mg（1/8~1/4片），至达到按体重每日0.1~0.2mg/kg或出现了不良反应为止。氯硝西泮的疗程应不超过3~6个月。

硝西泮：①治疗失眠：5~10mg（1~2片），睡前服用。②抗癫痫：一次5~10mg（1~2片），口服快速吸收，生物利用度为78%，口服后2小时血药浓度达峰值，2~3天血药浓度达稳态，蛋白结合率高达85%，半衰期（t1/2）为8~36小时，在肝脏代谢，大部分以代谢产物随尿排出，20%随粪便排出。

舒宁（奥沙西泮）：睡前服用15~30mg。成人常用量：抗焦虑，一次15~30mg（1~2片），一日3~4次。镇静催眠、急性酒精戒断症状，一次15~30mg（1~2片），一日3~4次。一般性失眠，15mg（1片），睡前服。

佳静安定（阿普唑仑）：口服。成人常用量：一次1~2粒，一日3次，或遵医嘱。每日最大用量不得超过4mg。抑郁症患者使用本药时可以导致躁狂发作。

羟基安定（替马西泮）：一般睡前服用10~30mg。具有较好的抗焦虑作用、镇静催眠作用。主要用于镇静、催眠。口服吸收迅速，最初半衰期为2~3小时，其后半衰期为15~20小时。以原形、甲基衍生物、去甲基羟基安定结合物由尿中排出。但一般医院使用较少。

美达西泮：一般睡前服用5~20mg。口服吸收完全，半衰期为5小时，主要代谢产物为去甲羟基安定。49%~75%由尿排泄。目前，主要是进口药品，在中国医院使用较少。

氯羟安定（劳拉西泮）：2~10mg。口服：抗焦虑，1次1~2mg，每日2~3次。用于催眠，睡前服1~2mg。常规的剂量范围是每天2mg（2片）到6mg（6片），分次服用，最大剂量为睡觉前给予，每日剂量可在1mg（1片）到10mg（10片）间变动调整。对于焦虑症状，大部分患者的初始剂量为每天2mg（2片）到3mg（3片），每日两次或三次。由于焦虑或暂时性情景压力引起的失眠患者，每日剂量为2mg（2片）至4mg（4片）单次口服，通常安排在入睡前给药。

三唑氯安定（艾司唑仑、舒乐安定）：一般睡前服用1~3mg。副作用轻微，可产生药物依赖性。

三唑安定（三唑仑、海乐神）：一般在睡前服用0.25~1mg。常见的不良反应为嗜睡、眩晕、轻度共济失调，偶尔有日间焦虑，停药以后会产生失眠反应。长时间应用可以产生幻觉。

甲基三唑安定（阿普唑仑、佳静安定）：一般睡前服用0.4~2mg。副作用轻而少见。

这一类药物经常会导致大便干燥、嗜睡，超剂量服用甚至反到更加兴奋，似睡非睡，影响人的深睡眠。由于过度镇静而对外界事物的反应灵敏度下降，故白天不要服用药物，药后不要驾驶汽车，以免发生意外。并且容易导致记忆力减退，出现健忘的症状，老年人可以出现肌肉张力下降，可导致跌到和意识障碍。也可以出现头痛、眩晕、视力模糊、小脑共济失调、手部震颤。妊娠早期的妇女服用本药可引起胎儿生长延迟与畸形，孕期及产后服用可对胎儿和婴儿造成影响。

丙二醇类药物：以甲丙氨酯（眠尔通）和安宁为代表，具有镇静、安眠、抗焦虑及肌肉松弛作用，但不良反应较多，可引起困倦、四肢无力、皮疹、血压下降，偶尔可见骨髓造血功能障碍所致的血小板和粒细胞减少，有导致畸胎的作用，容易产生成瘾性，过量使用会产生中毒，甚至死亡。眠尔通用于安眠时的剂量是睡前服用 0.4～0.8g。

喹唑酮衍生物类药物：以甲喹酮（安眠酮）为代表，从消化道吸收，一般在服用药物 20～30 分钟内起效果，持续时间 6～8 小时，通常在睡前服用 0.1～0.2g，但容易成瘾。其常见的不良反应是恶心、呕吐，或者全身无力等。个别人甚至会出现短暂的精神异常，治疗剂量不会引起心血管、呼吸系统和血液系统的不良反应，但有严重肝肾疾病的患者及孕妇不能服用，以免引起严重的后果。

哌啶二酮衍生类：以导眠能为代表，可出现恶心、呕吐等胃肠道症状，以及皮疹、头痛等，偶尔可出现造血功能障碍和周围神经病变。常规治疗剂量副作用不大，过量中毒时症状明显，常难以处理。通常在睡前服用 0.5g。现在已经较少使用。

抗组织胺类药物：绝大多数抗组织胺类药物都有嗜睡的副作用，利用其这一特性，可以逐渐取代安眠药物，可以选用扑尔敏 4mg，或安泰乐（盐酸羟嗪片）25mg，睡前服用。服用时间一般不超过 2 周。

氯醛衍生物：以水合氯醛为代表，安眠效果较好，相对安全稳定，但长期使用容易产生耐药性和成瘾性，一般在睡前服用 1.0～1.5g。此类药物虽然可以口服，但容易对口腔和胃黏膜有刺激作用，可引起口部烧灼感、恶心、呕吐，甚至肝损害、药物疹，所以对有肝肾功能损害、动脉硬化症、胃和十二指肠疾病的患者，应当谨慎使用。

其他：佐匹克隆（忆梦返）对慢波睡眠影响较少，很少出现宿醉现象，通常在睡前服用 7.5～15mg。酒石酸唑吡坦片（思诺思）是最新一代安眠药物，作用快，但依赖性较强。

二、安眠药物的合理使用

1.从安眠药物的起效时间、维持时间等方面看安眠药物的合理使用

（1）起效快的安眠药物，应用于入睡困难的失眠患者。如唑吡坦、佐匹克隆、水合氯醛等。

佐匹克隆：口服吸收迅速，1.5~2小时后可达血药浓度峰值，给药3.75mg、7.5mg和15mg后，血药浓度峰值分别为30mg/mL、60mg/mL和115mg/mL。药物吸收不受患者性别、给药时间和重复给药影响。药物迅速由血管分布至全身，分布容积为100L。血浆蛋白结合率均为45%，消除半衰期约5小时。连续多次给药无蓄积作用。用于失眠患者，口服，7.5mg，临睡时服；老年人最初临睡时服3.75mg，必要时服7.5mg；肝功能不全者，服3.75mg为宜。

右佐匹克隆：成年人推荐起始剂量为入睡前2mg，由于3mg可以更有效地延长睡眠时间，可根据临床需要将起始剂量增加到3mg。

地西泮：口服吸收快而完全，口服后0.5~2小时血药浓度就可以达到峰值，并且很容易透过血脑屏障。

三唑仑：口服吸收完全，口服后15~30分钟即可生效，2小时血药浓度达到峰值。

扎来普隆：口服，可直接吞服，也可用少量水分散后服用。一次5~10mg（1~2片），睡前服用或入睡困难时服用。在口服后，吸收快速且完全。1小时左右达到血浆峰浓度。其绝对生物利用度大约为30%，有明显的首过效应。

奥沙西泮：短期缓解焦虑、紧张、激动，也可用于催眠，是焦虑伴有精神抑郁的辅助用药，并能缓解急性酒精戒断症状。肌

松作用较其他苯二氮䓬类药物为强。

咪达唑仑：作用特点是起效快，体内滞留时间短，作用稳定，剂量容易控制。临床对照研究和睡眠实验研究都证实咪达唑仑可缩短睡眠起效时间。一般从给药到进入睡眠的时间不超过20分钟。适用于睡眠障碍、失眠，特别适用于入睡困难者，手术或诊断性操作前用药。

唑吡坦：是治疗入睡困难患者的首选药物。成年人用量：65岁以下患者为1片，65岁以上患者为1/2片。每天剂量不得超过10mg。小剂量时，能缩短入睡时间，延长睡眠时间；在较大剂量时，第2相睡眠、慢波睡眠（第3和第4相睡眠）时间延长，快动眼期睡眠时间缩短。口服生物利用度为70%。且在治疗剂量范围内显示线性动力学，口服后0.3~3小时血药浓度达峰值。消除半衰期平均为2.4小时（0.7~3.5小时），作用可维持6小时。唑吡坦最适合失眠的短期治疗。

（2）中效安眠药物，主要用来维持正常的睡眠周期。

氟西泮：可缩短入睡时间，延长总睡眠时间及减少觉醒次数。人体昼夜脑电图、肌电图（EMG）及眼电流图（EOG）观察表明，本品平均诱导入睡时间为17分钟，睡眠持续时间为7~8小时。

水合氯醛：催眠剂量30分钟内即可诱导入睡，催眠作用温和，不缩短REMS睡眠时间，无明显后遗作用。催眠机理可能与巴比妥类相似，引起近似生理性睡眠。但水合氯醛在服用2周后对失眠基本无效。

替马西泮：镇静催眠，可用于睡眠习惯突然改变时预防或治疗失眠。一过性失眠，口服7.5mg即可缩短入睡潜伏期。体弱、老年患者开始用7.5mg，以后按需要调整剂量。

三溴片：用于过度兴奋、神经性失眠及神经衰弱。口服，一次 1~3 片，一日 3~9 片。

（3）长效安眠药物，主要在于维持正常睡眠时间，或增加睡眠时间。

奥沙西泮：口服吸收慢，口服 45~90 分钟生效，2~4 小时血药浓度达峰值，数天血药浓度达稳态，血浆蛋白结合率为 86%~89%，T1/2 一般为 5~12 小时。体内与葡萄糖醛酸结合灭活，均经肾排泄，体内蓄积量极小。

氟西泮：用于反复发作的失眠或睡眠障碍（如入睡困难、夜间易醒、早醒），以及需要睡眠休息的急、慢性疾病。

2. 从脂溶性的特点看安眠药物的合理使用

安眠药物大多数是脂溶性的，也有部分是水溶性的。脂溶性安眠药物一般比水溶性安眠药物在体内滞留的时间更长。

扎来普隆：是一个脂溶性化合物，静脉给药后，分布容积大约为 1.4L/kg，分布在血管外组织。体外血浆蛋白结合率大约是 $60\% \pm 15\%$，并且不受扎来普隆 10~1000ng/mL 浓度范围的限制，这表明扎来普隆对蛋白结合率的变化是不敏感的，扎来普隆在血液和血浆中的比率大约是 1，这表明扎来普隆是均匀分布于整个血液而不是分布于红细胞。在健康成人中，高脂肪和难消化的饮食，可延长扎来普隆的吸收，延迟时间大约为 2 小时，并且 C_{max} 减少大约 35%，对扎来普隆 AUC 和清除半衰期没有明显的影响。这表明，在吃完高脂肪和难消化的食物后，立即服用扎来普隆，对其起效时间会有影响。

阿普唑仑：口服吸收较快，蛋白结合率高。口服后 1~2 小时血药浓度达峰值，半衰期一般为 12~15 小时，2~3 天血药浓度达稳态。本品经肝脏代谢，由肾脏排泄。在体内蓄积量极少，停药后清除快。

3. 从年龄因素看安眠药物的合理使用

对于儿童睡眠障碍，一般情况下不用安眠药物，但可以在医生指导下小量使用西药，更多地选择中药。特殊病人确需使用安眠药物时，需要按体重计算药物的使用剂量，方可酌情使用。中成药对儿童睡眠障碍患者来说，是比较理想的安眠药物，但有些安神中成药中含有可以使人兴奋的成分，如士的宁、冰片、人工牛黄，使用不当反而加重患儿睡眠障碍，理想的办法是采用食物加以调整，如小米粥、苹果汁等。

奥沙西泮等安眠药物对于6岁以下儿童属于绝对禁忌使用药品。幼儿中枢神经系统对本药异常敏感。安眠药物还可引起儿童多动症患者的反常反应。

老年人使用安眠药物需要更加谨慎，因为老年人代谢慢，一般应从小剂量开始，选择安全、副作用及不良反应较少的药物。经典的地西泮或奥沙西泮比较合适。

唑吡坦对于老年病人应特别注意，疗程可由几天至两周不等，最多四周（包括逐渐减量时间）。尤其是不能超剂量、超时间用药。

4. 从特殊生理状态看安眠药物的合理使用

所有安眠药物对妊娠期妇女、哺乳期妇女、新生儿禁用。

从事高空作业、驾驶、操作机械，以及执行特殊任务的人员不能使用安眠药物，以免发生意外。

外科手术后的病人，特别是接受胸部手术的病人要谨慎使用安眠药物。

风湿性肌痛症患者出现睡眠障碍时，不应首选常规安眠药，可以选苯丙氨酯片治疗肌肉痉挛、肌强直等肌肉异常紧张、肌肉疼痛和神经痛，也可用于肩颈关节周围炎、风湿性关节炎、韧带损伤、肌腱炎。

外伤性疼痛引起的睡眠障碍可以使用罗通定片，该药为非麻醉性镇痛药，具有镇痛、镇静、催眠及安定作用，镇痛作用较一般解热镇痛药强，服药后10分钟出现镇痛作用，并可维持2~5小时。对胃肠道系统引起的钝痛有良好的止痛效果，对外伤等剧痛效果差。对于月经痛也有效，对于失眠尤其是因疼痛引起的失眠更为适宜，醒后无后遗效应。

三、中药提取物的应用

中药提取物可以有效地治疗各种类型的睡眠障碍，但在临床应用时最好也要考虑其原植物生物学的特点。

七叶神安片是从三七中提取有效成分的药物，具有益气安神作用。用于心气不足所致的心悸、失眠。口服。一次50~100mg，一日3次。饭后服或遵医嘱。我们的临床体会是每天晚上睡前服用100~200mg，效果比较理想。

豆腐果苷片适用于缓解神经官能症的头痛、头昏及睡眠障碍，辅助治疗原发性头痛。口服。成人，一次1~3片，一日3次。必要时可睡前加服1~2片。偶有口干、嗜睡、头昏等。

天麻素胶囊是从中药天麻中提取的有效成分天麻素，适用于神经衰弱、神经衰弱综合征及血管神经性头痛症（如偏头痛、三叉神经痛、枕骨大神经痛等）。口服。一次50~100mg（1~2粒），一日3次。

益心巴迪然吉布亚颗粒（香青兰）具有补益心脑、利尿、止喘作用。用于神疲失眠、心烦气喘、神经衰弱。口服。一次6g，一日3次。我们的临床体会是对于调节因情志障碍引起的失眠效果较好，但只能在三甲医院中使用。

（上述相关药品的使用要求均来自药品说明书）

（刘艳骄，刘征宇）

第六章　安眠药物的联合用药

第一节　联合用药概述

在临床实践中，安眠药物是可以联合使用的。但原则上要求一般以单一用药治疗为主，应试用 2~3 天，无效后再考虑加量或换药。

其联合使用的方法主要是：安眠药物原则上以单独使用为主，如有必要可以选择两种或两种以上药物。比如说患者单纯入睡困难，可以用一种短效的安眠药，如佐匹克隆或中药；入睡困难又伴有夜间容易觉醒，可以增加一种中效的安眠药物，如艾司唑仑，一般应用 1~2 周，睡眠改善后就可以应用一种安眠药物维持。

中药治疗睡眠障碍的联合用药，也需要综合考量。注意药物中是否含有兴奋性成分，如果有，则只能短期使用；如含有朱砂的中成药，临床用药一般不超过 2 周，然后停药 1~2 周，再考虑重新使用。含有士的宁的中成药，运动员禁忌服用；也不能与含有麻黄碱的感冒药联合使用。

如何进行联合用药，务必遵照国内外的相关指南执行，切忌盲目使用。

（刘艳骄）

第二节　巴比妥类药物与其他药物联合使用

巴比妥类药物联合使用其他药物时，可以发生异常反应。下面以司可巴比妥为例进行说明。

（1）与口服抗凝药合用时，可降低后者的疗效。应定期测定凝血酶原时间，从而决定是否调整抗凝药的用量。

（2）与口服避孕药合用，可降低避孕药的效果；与雌激素合用可降低雌激素作用；与皮质激素、洋地黄类（包括地高辛）、土霉素或三环类抗抑郁药合用时，可降低这些药物的效应。

（3）与环磷酰胺合用，理论上可增加环磷酰胺烷基化代谢产物，但临床上的意义尚未明确。

（4）与奎尼丁合用时，由于增加奎尼丁的代谢而减弱其作用，应按需调整后者的用量。

（5）与钙离子拮抗剂合用，可引起血压下降。

（6）与氟哌啶醇合用治疗癫痫，可引起癫痫发作形式改变，需调整用量。

（7）与酚噻嗪类和四环类抗抑郁药合用时，可降低抽搐阈值，增加抑制作用；

（8）与布洛芬类合用，可减少或缩短巴比妥类药物半衰期而减少作用强度。

（9）如与其他中枢抑制药合用，可对中枢产生协同抑制作用。

这一类药物与其他药物联合使用时的不良反应与禁忌基本是相同的。

（刘艳骄）

第三节 环吡咯酮类安眠药物的联合用药

环吡咯酮类镇静催眠药，有催眠、镇静、抗焦虑、肌松和抗惊厥等作用，作用较快。可用于失眠症的治疗，特别是用于暂时性入睡困难和早醒的患者。由于对呼吸系统的抑制作用极小，因而不影响次晨的精神活动和动作的机敏性。还可用于麻醉前给药。

一、唑吡坦

（1）不宜同时饮酒，因酒精可能增强镇静效果，影响驾驶和操作机械的能力。

（2）慎与中枢神经系统镇静剂合用。与抗精神病药（神经安定药）、催眠药、抗焦虑药、麻醉止痛剂、抗癫痫药和有镇静作用的抗组胺药合用，能增强中枢抑制作用。不宜与抗抑郁药合用。

（3）麻醉止痛剂可能会增强欣快症状，从而导致精神依赖性增加。

（4）抑制肝酶，特别是细胞色素 P450 的化合物，可能会增强苯二氮䓬类或类似苯二氮䓬类药的作用。

二、佐匹克隆

（1）与神经肌肉阻滞药（筒箭毒，肌松药）或其他中枢神经抑制药同服可增强镇静作用。

（2）与苯二氮䓬类抗焦虑药和催眠药同服，出现戒断综合征的风险增加。

（上述配伍中的不良反应均来自药品说明书）

（刘艳骄）

第四节　安眠药物与抗抑郁药物联合使用

镇静安眠药物与抗抑郁药物联合应用已经成为常态，但使用时要以临床实践指南作为应用依据。

一、安眠药物与抗抑郁药物

只有睡眠障碍，而没有抑郁症状的患者，原则上不用抗抑郁药物；只有当患者出现抑郁症状，或者因为抑郁症伴有睡眠障碍时才选择增加抗抑郁药物。

中度以下的抑郁症患者，绝大多数是可以通过中医治疗得到控制的，只有极少数病人发展成重度抑郁，且伴有严重的睡眠障碍时，可以通过中西医结合治疗，或者单纯地抗抑郁药物治疗，重度抑郁症伴有严重的失眠患者，应当住院治疗。

失眠与抑郁似乎是难兄难弟，突发性抑郁多以严重的失眠开始，长期慢性失眠又往往导致抑郁的发生，服用抗抑郁药物以后，心情虽有好转，但失眠并未减轻，于是，镇静安眠药物与抗抑郁药物常常联合使用。但要注意，不是所有的安眠药物都可以和抗抑郁药联合使用，能够加重抑郁的安眠药物，是禁止与抗抑郁药物联合使用的，如艾司唑仑、奥沙西泮、替马西泮、右佐匹克隆等。

二、安眠药物与抗精神分裂症药物

镇静安眠药与抗精神分裂症药物联合使用后，一般起效迅速，大多数可以在 24 小时内取得明显的效果，但这类药物的联合使用，一定需要有精神科医师执照的医生才能开出，并且需要向患者讲明药物的不良反应，签订知情同意书，一旦起效，就应当逐渐减药，使之维持在应用的较低水平。重症患者，一定要到专科医院就诊。非精神专科的医生尽量避免使用抗精神分裂症的药物，以免引起不必要的麻烦。

有很多常年服用安眠药物的患者在精神科就诊时，因为长时间使用安眠药物后会出现类似精神分裂症样的临床表现，或者加重抑郁症的表现。此时可给患者使用精神药物，其中最常用的精神药物是奎硫平、米氮平、奥氮平等。

奥氮平是抗精神病药。临床应用时可以产生镇静、共济失调、震颤、心率增加、呼吸费力、瞳孔缩小以及食欲减低等效果。奥氮平口服吸收良好，5~8 小时达到血浆峰值浓度，并且不受进食影响。在 1~20mg 剂量范围内，奥氮平的血浆浓度与剂量成比例地线性上升。健康成人一次口服本品 12mg 后，血药峰值浓度平均为 11mg/L；终末消除半衰期为 33 小时，血浆清除率为 18~27L/h。并且可以影响促乳素的分泌，罕有高血糖的报道，有糖尿病史的患者会罕见酮症酸中毒或昏迷，亦有数例报道。某些病例报道有既往的体重增加，这可能是一种促发因素，建议对糖尿病人和存在糖尿病高危因素的人进行适当的临床检测。突然停用奥氮平时，极少出现下列急性症状，如出汗、失眠、震颤、焦虑、恶心或呕吐等（<0.01%）。停用奥氮平时建议逐渐减量。由于奥氮平有较好的镇静作用的同时，会增加心血管疾病的危险，也有可能导致神经阻滞剂恶性综合征（NMS）。用奥氮平治疗的患者罕有 NMS 的报道。NMS 是一种与抗精神病药物有关的潜在致死性的疾病，其的临床特征是高热、肌强直、意识改变和自主神经系统功能不稳定（脉搏和血压不规则、心动过速、大汗及心脏节律紊乱），附加症状还包括磷酸肌酸激酶升高、肌红蛋白尿（横纹肌溶解）及急性肾衰。

（刘艳骄）

第五节 安眠药物与中药联合使用

一、巴比妥类安眠药物与中药

基本上，安神中药与巴比妥类安眠药有协同作用，一起使用时，均可延长患者的睡眠时间。因此，临床上一起使用的情况比较少。而含有汞制剂的中成药是不能与巴比妥类安眠药联合使用的。不宜同时饮酒，因酒精可能增强镇静效果，影响驾驶和操作机械的能力。有肝脏损害的患者，应当在使用安神中药时减少巴比妥类药物的剂量，或者不用。除非有特殊需要，原则上两种药物不宜同时使用。

二、苯二氮䓬类安眠药物与中药

苯二氮䓬类安眠药物在临床上与中药同用是很常见的。在综合医院，内科医生一般不用辨证，只要是安眠药，就可以按照药品说明书使用。因此，效果往往不明显。而在中医医院，治疗以中药为主、西药为辅。在治疗失眠过程中，也要注意应用中药控制镇静安眠药物所产生的不良反应，如口干、口苦，以及全身各系统的不良反应，这样可以有效地减少镇静安眠药物的不良反应，起到中西医互补的作用。服用苯二氮䓬类安眠药物不宜同时饮酒，因酒精可能增强镇静效果，影响驾驶和操作机械的能力，可以在中药中加入适量的解酒中药。服用中药则需要禁忌油腻、生冷，不能喝咖啡。中药的替代治疗，可以有效减少安眠药物的戒断反应。

三、环吡咯酮类安眠药物与中药

环吡咯酮类安眠药物具有作用时间段、起效快的特点，右佐匹克隆比佐匹克隆的依赖性相对小。服用这类药物不宜同时饮酒，因酒精可能增强镇静效果，影响驾驶和操作机械的能力，同时，酒精可以增加药物依赖的风险。短效的镇静安眠药物与中药协同使用时，最好是目标一致，即使用促进睡眠的中药复方，以达到逐渐减少西药的目的，进而使患者恢复自然睡眠。

（刘艳骄）

第七章　安眠药物使用的误区

临床实践中发现，很多患者不顾医生的反对，坚持自己的主张，随意加大安眠药物的使用剂量，导致安眠药物无法停用，形成药物依赖性失眠，从而形成慢性失眠。

临床上常见以下使用误区：

1."只要能睡眠，用多少安眠药没关系"

对于失眠患者来说，一个良好的睡眠是一种渴求。但很多人的失眠其实是一过性的，实际上主要是由于心理问题导致的一般性的睡眠问题，使用非药物治疗就能有效果。但人们往往忽略心理原因。特别是在患者不愿意采用非药物治疗时，医生就马上推荐各种药物，甚至有的医生说：只要能睡眠，用多少没关系，只要不中毒就可以。也有人认为接近中毒剂量就是治疗剂量。其实，这些都是完全错误的。

对于睡眠障碍的治疗，首先要区别是一般性睡眠问题，还是睡眠障碍或睡眠疾病。前者一般首选非药物治疗，如心理治疗、针刺治疗等；后者要根据患病的类型，分别采用不同的安眠药物。如入睡困难，可以采用短效安眠药物；夜间易醒，可以采用中效安眠药物；持续失眠，可以采用长效安眠药物等。现在有些医生，只要患者说"顽固性失眠"，就马上使用中效或长效药物，结果导致患者出现依赖，而一旦出现依赖，就加用抗抑郁药，然后，再加用抗精神分裂症的药物，这样的结果就使患者的失眠更加严重，导致药物持续依赖。患者多次就诊时，你就会发现，患者出现很多服用抗精神障碍药物的不良反应。

2. "中药和西药可以同时使用"

应用中药讲究辨证论治，需要对证用药，有其证便用其方，这是中医的基本功。对于长期慢性失眠患者来说，不是任何中成药都可以同时配用西药的。有些所谓的中西药联合治疗，并不是中西医结合，况且，许多中成药配方并不是十分严谨，可能含有一定的兴奋成分，这样用药后患者的失眠不仅没有好转，还有加重的趋势，特别是含有运动员禁用成分的安眠中成药，一定不要长期给失眠患者使用。

3. "多种药物联合使用可减轻睡眠障碍"

有些人认为，采用多种药物联合使用可以减轻睡眠障碍，其实，这也是一个误区。多种药物联合使用在短期内可以达到安眠效果，但长期使用就会导致药物的依赖。

在我国，高血压病已经成为多发的慢性疾病，而治疗高血压的很多药物是可以导致失眠、恶梦、嗜睡等不良反应的。有些患者，尤其是公费医疗的患者，还有所谓的特殊人群，患多种疾病时，到心内科开几种药物，到内分泌科又开几种药物，到神经科再加上几种药物，殊不知，当5种药物联合使用时，不良反应的发生率就可以达到50%。笔者曾经见到一位失眠的老年患者，他在各科看病后，各科医生开出的药物累计达到13种，再加上家人购买的维生素及保健品，他要吃的药品和保健品达到17种之多。针对这种情况，只有减少引起失眠的药物，改换其他不引起失眠的药物，减少或停用某些保健品，首先解决睡眠问题。经过治疗，睡眠改善。对于血压问题，药物减少到5种左右，患者感觉舒适。

4. 不了解睡眠障碍的种类及临床表现

睡眠医学是新发展起来的新兴学科，需要很多专业知识，仅失眠就有很多种。很多医生认为失眠是很简单的病，只要用安眠药物就可以。这就大错特错了。很多人，晚上8点就上床，夜间2点觉醒，这不是真正意义上的失眠，这是睡眠时相前移综合征，需要配合行为治疗；也有人，很晚睡觉，次日下午才起床，这也不是失眠，是睡眠时相后移综合征，也需要行为治疗。还有很多打鼾的人，夜间经常憋醒，醒后难以入睡，也不是失眠，这是睡眠呼吸暂停综合征，安眠药属于禁忌药物。

5. 不了解安眠药物的使用要求（指南）逐渐加量

对于安眠药物的合理使用，首先是按照规则使用，目前主要是按照《精神药品临床应用指导原则》《药物治疗失眠专家共识》。

对于需要长期药物治疗的患者，从安全角度考虑，提倡间断用药。但相关研究甚少，且推荐剂量各异，目前尚无成熟的间断治疗模式，可推荐进行"按需用药"。"按需用药"的原则，即根据患者白天的工作情况和夜间的睡眠需求，考虑使用短半衰期镇静催眠药物，强调镇静催眠药物可在症状出现的晚上使用，待症状稳定后不推荐每天晚上用（间歇性或非连续）。有临床证据的能按需使用镇静催眠药物的具体策略是：①预期入睡困难时，于上床前15分钟服用；②根据夜间睡眠的需求使用，上床30分钟不能入睡时；③通常起床时间前5小时醒来（夜间）无法再次入睡时；④根据白天活动的需求使用。

临床医生习惯于逐渐加量的治疗方法，而不习惯逐渐减量。逐渐加量的结果就是当药物剂量加到最佳剂量后，应该逐渐减量的时机已经错过，进而把催眠的作用，提升到了镇静作用的水平，导致病人过度镇静，进而出现与过度镇静有关的症状反应。

6."我是顽固性失眠，我不用安眠药物不能睡觉"

长期慢性失眠的患者，经常会对医生说："我是顽固性失眠，我不用安眠药物不能睡觉。"其实，这里面就包含着心理依赖和药物依赖。他们完全可以正常睡眠，但是，他们用药剂量较大，药物导致了抑郁和失眠，以至于不能有正常睡眠的感觉，形成对睡眠行为的依赖。集中表现为自己要求自己早点上床，上床是准备睡觉，而不是睡觉，总觉得上床就是为了睡眠，这种的行为的结果导致患者对睡眠行为的依赖，这正是心理治疗和安慰剂治疗的时机，认知行为疗法有助于改善睡眠行为，从而减少对床的依赖，进而达到有瞌睡感再睡眠的习惯，从而形成新的睡眠习惯，配合药物治疗失眠大有改观。

7."那么多的名人都用安眠药物，只要可以睡觉多用点安眠药物没关系"

经常有一些医生说，某某名人终身服用安眠药物，都很健康。这只是传言，有谁核对过，没有人去核对，况且有的名人已经过世，更是无法查证。所以，我们认为，不要用所谓的名人做比较。

另外，慢性失眠的患者往往伴有抑郁症或焦虑症，必须要对抑郁症、焦虑症、精神分裂症进行治疗。

（刘艳骄）

第八章　安眠药物的减药治疗

有人认为，只要能够睡好觉，经常用药总比不用药强，至少能减轻长期慢性失眠患者的精神痛苦。既有医生这样考虑，也有患者长期这样使用，导致安眠药物很难减药。但从临床合理用药的角度出发，一定要在应用一段时间后进行减药或者换药治疗。

世界卫生组织提出，服用安眠药应以4周为宜。如果4周以后仍然失眠，建议换用另一种安眠药，这样做可以减少药物的耐药性。理论上，使用安眠药物4周以后一定要减药或者换药，这是因为相当多的患者在使用安眠药物4周后会出现药物的耐受或依赖。大多数使用中效安眠药物半年的患者，很容易发生药物依赖。

绝大多数安眠药物都有不良反应，使用时间越长对药物的依赖越明显。因此，必须经常更换药物或逐渐减少药物的剂量。

1. 治疗睡眠障碍药物的减量方法

当使用安眠药物治疗失眠症取得疗效后，就应当逐渐减少药物的剂量，最终停用药物。对于一过性失眠，或者短期失眠的患者来说，只要见效就可以减药，减药的剂量从小剂量开始，减药时间相对缓慢，可以4周减完。但对于经常使用药物的人来说，有时非常困难。针对不同患者的情况，可以采用同类同效药物替代原有的药物。或者增加与西药不发生混合反应的中成药，最后达到减少到最低药量的目的。

2. 减少药物剂量的方法是用抗过敏药物进行替代

通常在治疗的前 3~7 天，每天加服一种抗过敏药物。如果 3 天之内药物起作用，就可以把安眠药物的剂量减少一半，然后继续用抗过敏药物进行替代，逐渐以抗过敏药物为主，最终停用抗过敏药物，一般用 7~14 天完成。详细如何减药可以参见第九章"安眠药物的替代治疗"。当然，选择何种抗过敏药物，是由医生根据病人的情况来确定的，一般选择有嗜睡作用的抗过敏药物，如扑尔敏、西替利嗪、异丙嗪等。但要熟悉每一种抗组织胺药物的特点。

3. 减量使用安眠药物分为快速减药和缓慢减药

快速减药，一般需要 7~14 天完成；多种药物合用时，要根据患者睡眠障碍的改善情况，减少已经取得疗效的药物；如已经正常入睡，就可以减少短效安眠药物；睡眠时间已经足够了，就要减少中效或长效药物。缓慢减药的时间大多是 14~30 天。通过减药逐渐达到不用药的目的。如果你不是睡眠专业医师，建议将缓慢减药的时间延迟到 4 周。

4. 使用中药治疗，逐渐减少西药

从中医学的角度看，安眠药长时间作用于体内对人体来说是一种"药毒"。解除"药毒"就要给"药毒"以出路，在进行中药治疗过程中就要在药物中加入一定的通便药物或利尿药物，使"药毒"从大便或小便中排除，这样一来，中药的治疗作用就显示出来了，经过 3~7 天的调整，"药毒"就能排泄得差不多了。此时，按照中医辨证论治的原则，对患者所出现的中医证候进行辨证治疗，中药就会更好地发挥作用了，睡眠就可以得到改善。

5. 对于严重的精神障碍要查明原因，恰当使用抗精神疾病药物

使用安眠药物只是其中的一个方面，还要针对精神障碍的种

类，选用其他药物或配合其他非药物疗法。特别是一些医生给失眠患者服用喹硫平、利培酮、奥氮平后，虽然失眠改善，但减药非常困难，此时，采用的方法就是逐渐减少精神药品的用量，改用长效安眠药物 1 周，再改用中效安眠药物 1 周，以最小剂量维持，以后再逐渐减少，直到减药结束。

6. 配加辅助安眠食品

很多失眠患者存在严重的心理依赖，似乎不用安眠药物就不能睡觉。对于这类情况，在减药的过程中，可以增加某种保健食品。需要注意的是，医生在建议患者使用这些保健食品之前，最好先翻阅一些临床报告，看这些保健食品的应用过程中有无相关的研究报告，如有建议优先采用，没有的则暂缓使用。

日常食品中的苹果、小米、糯米等对睡眠有一定的促进作用，可以考虑适当添加这些食品。

7. 选择心理治疗

解除心理依赖的一种重要方法就是心理治疗，通过对患者进行睡眠医学知识的教育，提高患者对临床用药的正确认识，避免长期使用。认知行为疗法在国内外均广泛使用。国内也有很多心理治疗方法，需要心理治疗师参与。

8. 合理使用维生素

维生素 C 有一定的解毒作用，也能减慢安眠药物在体内的作用效果，而维生素 C 的剂型也与安眠药物有类似之处，可以作为减药的选择，但不是使用维生素 C 越多越好，而是在一定的时间范围内使用，通常不超过 2 周。维生素 B_6 也有一些促眠作用，可以在医生指导下使用，但通常只限于夜晚服用 1 次，有效可以继续服药 1 周，无效者立即更换。

不要随意服用各种维生素类保健品，长时间使用后会使体内的某种维生素含量增加，导致维生素蓄积中毒，也会出现失眠或嗜睡。如维生素 A 中毒可以导致头痛、头晕、恶心、呕吐、纳差、口渴、腹痛、腹泻、肝脏肿大并有压痛、乏力、嗜睡、精神迟钝等，婴儿多有前囟隆起、烦躁不安及轻度脑膜刺激症状（主要是因维生素 A 过量，使脑室膜分泌活跃，脑脊液增加导致颅内压升高所致）。眼部症状：结膜充血、球结膜下出血、视力模糊、复视，有时出现视乳头水肿。皮肤潮红，中毒 1~3 天后可有不同程度的脱皮，从口周及鼻唇间延及全身，呈鳞屑状至大片状脱皮，并有色素沉着，头发及汗毛脱。因奇痒皮肤常有搔痕。

维生素 E 过量可以导致血栓性静脉炎或肺栓塞，或两者同时发生，这是由于大剂量维生素 E 可引起血小板聚集和形成；血压升高，停药后血压可以降低或恢复正常；男女两性均可出现乳房肥大、头痛、头晕、眩晕、视力模糊、肌肉衰弱、皮肤豁裂、唇炎、口角炎、荨麻疹；糖尿病或心绞痛症状明显加重；激素代谢紊乱，凝血酶原降低；血中胆固醇和甘油三酯水平升高；血小板数量与活力增加，免疫功能减退。

9. 合并精神疾病的减药

对于普通精神病人，如精神分裂症、重度抑郁症、躁狂症等，主要治疗药物是抗精神病药物、抗抑郁药物、抗躁狂药物，安眠药物只是帮助睡眠，其本身并没有治疗精神病的作用。当精神病症状好转后，一般情况下睡眠就随之好转，此时就可以不再用安眠药物，可以先减少安眠药物的用量。

（刘艳骄）

第九章　安眠药物的替代治疗

安眠药物的替代治疗是利用某些非安眠药物所产生的瞌睡作用，替代正在使用的安眠药物。目前，我们常用的替代治疗方法包括抗组织胺类药物替代、维生素类药物替代、中药替代、心理替代、食品替代等。

一、抗组织胺类药物替代

抗组织胺类药物通常用于治疗过敏性疾病，近年来，也陆续应用于失眠症的替代治疗。利用部分抗组织胺类药物在使用过程中会出现瞌睡反应这一作用，与安眠药物同时间隔使用，并逐渐减少安眠药物。临床上比较常用的替代治疗药物主要有扑尔敏、异丙嗪、西替利嗪等。下面以异丙嗪为例加以说明。

异丙嗪能竞争性阻断组胺 H_1 受体而产生抗组胺作用，对抗组胺所致的毛细血管扩张，降低其通透性，缓解支气管平滑肌收缩所致的喘息，较盐酸苯海拉明作用强而持久。因较易进入脑组织，故有明显的镇静作用；能加强催眠药、镇痛药及麻醉药的中枢抑制作用；其抗胆碱作用亦较强，防治晕动症效果较好。用于皮肤及黏膜过敏、过敏性鼻炎、哮喘、食物过敏、皮肤划痕症及晕车、晕船、晕机等。

把抗组织胺类药物异丙嗪作为替代治疗的药物，是因为其服药方便，服药期间的反应比较和缓。肌注给药后起效时间为 20 分钟，静注后为 3~5 分钟，但通常不用静脉给药。抗组胺作用一般持续6~12小时，镇静作用可持续2~8小时。主要在肝内代谢，无活性代谢产物经尿排出，经粪便排出量少。又因其有一定的降压作用，对于高血压伴有失眠症的患者比较合适。但为了防止其产生体位性低血压，通常情况下，大多需要在上床后再服用药物，而且服用的药量为最低剂量。

中国中医科学院广安门医院睡眠医学科（北京市中医睡眠诊疗中心）采用的替代治疗服用方法是：①快速减药：每隔3天，安眠药品的剂量在原有剂量上减去一半的剂量，2周内减药完毕；②缓慢减药，每隔7天减药一次，2~4周内减药完毕。实践证明，这种替代减药方法是可行的，尤其适用于高血压病伴失眠使用含有氯硝基的苯二氮䓬类安眠药物的减药。但服用异丙嗪时，一定要让患者上床后服用，以减少体位性低血压的发生。

此外，扑尔敏、西替利嗪、氯雷他定等，也是比较好的替代药物。但是，必须要根据患者的实际情况，科学地选择抗组织胺类药物的替代治疗，切不可盲目使用。抗组织胺类药物替代安眠药物，一般只是短期使用，通常不超过2周。

二、维生素类药物替代

维生素C可作为化学药物来抵抗病毒；还可以协助改善肝功能；改善人体的新陈代谢，起到解毒和利尿的作用；阻碍胆红素的产生，从而对黄疸有消退作用；可加强肝糖原的合成，对变性的肝细胞的恢复有明显的促进作用；具有保护肝细胞的作用；可稳定肝细胞膜，抵消一些对肝细胞有害的因素，减少肝脏中脂肪的沉积，改善肝脏的功能；维生素C还有一定的解毒作用；减少烦躁，提高精力，降低精神低下，提高工作效率；促进安眠药物的排泄。

维生素 B$_6$ 可以减轻因安眠药物引起的抑郁、激越、意识混乱；同时，维生素 B$_6$ 在治疗剂量上有一定的瞌睡作用；还可以治疗呕吐。

减药方法同抗组织胺类药物：①快速减药：每隔 3 天，安眠药品的剂量在原有剂量上减去一半的剂量，2 周内减药完毕；②缓慢减药：每隔 7 天减药一次量，2~4 周内减药完毕。

维生素 C 和维生素 B$_6$ 不适合含有氯硝基成分安眠药物的替代治疗；而且，必须是短时间服用。

三、中药替代

中医治疗药物依赖性失眠，我们借鉴了林则徐的解除鸦片的思路，直接采用林文忠戒烟方作为中药替代治疗的主要方剂，并且提出了安眠药物依赖性失眠的中医病因是"毒邪滞留，内生燥火"，病机是"毒邪上脑"，治则是"扶正解毒"，治法是"温补脾肾，益气升阳，滋阴平肝，治药毒瘾"。详见第十一章第一节。

安眠中药服用方法：常规的中医治疗服用药物的方法是早、晚各服一次，但对于安眠药物来说，这种服用药物的方法并不符合中医学原理。明代许叔微就指出"日午间，夜睡服"，这是因为中医学认为"平旦阳气升，日中阳气隆"，说明在上午人体的生物节律呈现上升趋势，而午后则下降，利用人体的生物节律进行治疗符合中药对睡眠的促进作用。故我们推荐的中药服用方法为中午、晚上各服一次。临床实践证明，这种方法比其他服药方法有更明显的疗效。

四、心理替代

目前已开展的非药物疗法有认知行为疗法、放松训练、刺激控制等。

五、非药物替代治疗

有传统的针灸、按摩、太极拳等方法。非药物疗法可以单独使用，也可以相互配合并与药物联合使用。

六、中国中医科学院广安门医院北京市中医睡眠诊疗中心的替代方法

我科常用的非药物治疗主要有 TIP（低阻抗意念导入疗法）和针刺治疗，以及抗组织胺类药物替代治疗、维生素类药物替代治疗、中药替代治疗。（表 9-1）

表 9-1 减药模式表

项目	药物及非药物	给药方式	快速减药	缓慢减药	治疗周期
项目1	抗组织胺类药物	每天晚上服用一次	每隔3天减给药剂量的一半	每周减原给药剂量的一半	2~4周
项目2	维生素C和维生素B_6	每天晚上服用一次	每隔3天减给药剂量的一半	每周减原给药剂量的一半	2~4周
项目3	林文忠戒烟方	每天午饭后、晚饭后服用	每隔3天减给药剂量的一半	每周减原给药剂量的一半	2~4周
项目4	TIP治疗	每周2次	每隔3天减给药剂量的一半	每周减原给药剂量的一半	4~8周
项目5	针刺治疗	每周2次	每隔3天减给药剂量的一半	每周减原给药剂量的一半	4~8周
项目6	心理治疗	每周2次	是否快速减药依据主治医师的建议	每周减原给药剂量的一半	4~8周

注：临床医生在使用上述减药方法时，需要在开展这种治疗的广安门医院心理睡眠科进行必要的临床培训。

（刘艳骄）

第十章 安眠药物使用中的注意事项

安眠药物一定要在医生的指导下服用，最好听取专业医师的意见。安眠药物的使用一定要有对应的适应证；产生安眠药物依赖后，一定要戒药治疗。

一、使用安眠药物的禁忌证

安眠药物会出现各种不良反应和毒副作用，对人的睡眠结构、神经功能、肝肾功能都可造成损害。因此，安眠药物通常应由专科医生开出。即便是专科医生，使用安眠药物时也要特别谨慎，注意中毒剂量、不良反应、安全性和禁忌证。对于社区全科医生来说，要根据安眠药物的社区用药目录开具，并仔细学习其适应证。

安眠药物的主要禁忌证是：

（1）禁止用于儿童、孕妇、哺乳期妇女、肝肾功能不全、重症肌无力患者。

如果儿童有失眠需要应用安眠药物时，一定要仔细换算体重，尽可能用最小剂量的安眠药物。安眠药物可以通过胎盘进入胎儿体内，并且会导致生产时窒息，所以孕妇是不能使用的，医生会建议她们使用不影响胎儿生长发育的中药；哺乳期妇女也不能使用安眠药物，安眠药物可以通过乳汁进入婴幼儿体内，导致婴幼儿嗜睡。大多数安眠药物通过肝肾代谢，因此，肝肾功能衰竭的病人不能使用安眠药物。镇静安眠药物，特别是苯二氮䓬类安眠药物有一定肌肉松弛作用，有肌肉病变者禁用安眠药物。

（2）安眠药物有抑制呼吸的作用，所以患有呼吸系统疾病的患者应当谨慎使用，对于有慢性阻塞性肺病、睡眠呼吸暂停综合征的患者更要谨慎使用。夜间哮喘发作的人，使用安眠药物不当会产生窒息，甚至出现生命危险。

（3）对于饮酒后的失眠患者也不宜再用安眠药物，使用后可加速酒精中毒。个别农村社区中的人群在酒中加入安眠药物是为了寻求某种快感，这是极不可取的，按照《中华人民共和国禁毒法》的规定，会给予相应的处理。

（4）有特殊工作需要的人，如警察、司机、高空作业者也不宜使用安眠药物。

（5）虚弱的老年人也应谨慎使用。由于老年人的肝肾功能逐渐衰减，代谢相对较慢，容易出现不良反应。因此，老年人的安眠药物用量一定要从小剂量开始，逐步加量，达到起效后就可以减药。

二、使用安眠药物应注意的问题

一般来说，对于失眠患者以不用药治疗达到效果是最为理想的，但事实上很难做到，几乎所有睡眠障碍的患者都要使用安眠药物。使用安眠药物应注意的问题包括以下几个方面。

（1）不要与酒类一同饮用，或者在饮酒后立即使用安眠药物。因为某些药物遇到酒精后，其作用会变得更加强烈，服用后损伤肝脏，或引起健忘。

（2）身体偏瘦的患者，应当适当减少药物的用量；正在服用治疗其他疾病的药物时，要注意药物之间的相互作用，并及时与医生进行沟通。

（3）长期服用安眠药物的患者，应当避免驾驶汽车，或者操作复杂的机械，以防发生意外。长效型的安眠药物，其作用往往持续到第二天，如果第二天有重要的工作就很容易造成偏差。

（4）安眠药物要注意保管，特别是对于有抑郁症、精神分裂症的患者，要避免过量服用药物。家中有小孩的患者，更要注意防止儿童误服药物。

（5）要警惕有自杀倾向的人，故意吞服过量安眠药物，一旦发现应立即将他们送往医院进行抢救治疗。

（6）晚间失眠，白昼不困者，白天不要服用安眠药物，而使用镇静剂，夜间使用催眠药物。

（7）对于入睡困难者，可以选用起效迅速而作用时间较短的药物，以免在清晨醒来后出现药物的延续作用。如速可眠、安眠酮、佐匹克隆、右佐匹克隆等。

（8）对于睡眠维持困难者，可以选用起效缓慢，但作用时间较长的药物。如巴比妥类药物、安定、水合氯醛、艾司唑仑、奥沙西泮等。

（9）对于睡眠不实、多梦易惊，但白天又必须保持头脑清醒的患者，可以使用中效药物。午睡后，晚间不能入睡者也可以采用中效药物。

（10）对于同时合并抑郁症、焦虑症、强迫症的患者，还要同时使用抗抑郁、抗焦虑等药物进行配合治疗。

使用安眠药物要严格掌握适应证，避免滥用药物。使用安眠药物一般要在使用2~4周后减少药量或停用药物。对于失眠症要采用综合治疗，不能全靠药物治疗才能达到比较理想的治疗效果。

三、具有其他疾病或特殊场合时不能使用的药物

（1）中枢神经系统处于抑制状态的急性酒精中毒：阿普唑仑、艾司唑仑、三唑仑、氟西泮不能使用。

（2）存在肝肾功能损害：阿普唑仑、三唑仑等不能使用。

（3）重症肌无力患者：禁用阿普唑仑、艾司唑仑、三唑仑、扎来普隆等可以加重肌肉无力的安眠药物。

（4）急性或易于发生的闭角型青光眼发作：阿普唑仑、艾司唑仑等禁止使用。

（5）严重慢性阻塞性肺部病变：所有安眠药物基本不适宜使用，阿普唑仑、艾司唑仑、三唑仑、氯硝西泮等严禁使用。

（6）驾驶员、高空作业者、危险精细作业者：能够导致嗜睡的药物阿普唑仑、艾司唑仑等禁止使用。

（7）孕妇及哺乳期妇女最好不使用任何安眠药物。如三唑仑和奥沙西泮，在妊娠3个月内，有增加胎儿畸形的危险，孕妇长期服用可成瘾，使新生儿呈现撤药症状（激惹、震颤、呕吐、腹泻等）；妊娠后期用药影响新生儿中枢神经活动；分娩前及分娩时用药可导致新生儿肌张力较弱，应禁用。三唑仑还可分泌入乳汁，哺乳期妇女应避免使用。

（8）自杀倾向：有自杀倾向的人不能使用三唑仑，因为三唑仑可加重自杀倾向。氟西泮也不能用于有自杀倾向的抑郁症患者。

（9）存在消化系统疾病时：水合氯醛对胃炎及溃疡患者不宜口服，直肠炎和结肠炎患者不宜灌肠给药。中、轻度肝脏损伤者服用扎来普隆时，应适当减少剂量，严重的肝脏损伤患者不建议服用扎来普隆。

安眠药物一定要在专业医师的指导下使用，并根据专业医师的建议选择逐渐减药、替代治疗、非药物治疗方法，以摆脱依赖安眠药物睡觉的困境。

（刘艳骄）

第十一章 安眠药物替代治疗操作规范

第一节 中药替代治疗操作规范

（林文忠戒烟方治疗安眠药物依赖性失眠操作规范）

一、治疗原理

安眠药物依赖如同鸦片慢性中毒，根据相同的原理，属于毒邪致病，法当解毒。但病久失养，治当扶正祛邪，标本兼顾，药物递减，稳妥消瘾。

二、处方来源

林文忠戒烟方（福州林则徐纪念馆）。

三、处方组成

洋参（生用）五钱　白术二钱　当归二钱五分　黄柏四钱
黄连四钱　炙草三钱　陈皮二钱五分
天麻三钱（无头晕者轻用）　柴胡（生用）三钱五分
木香二钱五分　升麻三钱五分　黄芪（炙）三钱
沉香二钱五分　附子（生用，清水浸）七分　烟灰七钱

四、原方用法

梧桐子大，饭前服。初服一二天，可使微醉，三五天后，每日减一丸，加服补正丸（后续）。

注：《救迷良方》补正丸

洋参（生用）五钱　白术三钱　黄芪（炙）三钱半　炙草三钱

柴胡一钱半　升麻三钱　黄连四钱　黄柏四钱

当归三钱　沉香二钱　煨天麻一钱

共为细末，麦糊为丸，桐子大。

五、原方加减

梦遗者加龙骨、牡蛎粉；红白痢者加黄芩；诸痛者加重木香用量，再加延胡索；咳嗽者加紫菀、款冬花、枇杷叶去毛；咳嗽甚者加杏仁、阿胶；热痰者加川贝母、瓜蒌壳；寒痰者加半夏、南星；下焦火旺，阳举而壮者，加重黄柏用量，加知母；目眩者加丹皮、白菊花；小便短者加猪苓、泽泻，水泻者加伏苓、车前子；气短促而肾不纳者，加补骨脂、蛤蚧尾。以上所加药品，并为丸，或煎汤作引送下，亦可。

六、使用方法

水煎服。

1. 准备阶段

对就诊患者进行药物依赖信息的收集、整理，输入数据库，判断是否存在安眠药物依赖，如果符合，确定递减安眠药物的方法。为了避免遗漏重要项目，将制作好的表格式病历，由一名医生进行全面了解记录。

2. 治疗阶段

分为快速减药和缓慢减药：

快速减药：每隔 3 天，安眠药品的剂量在原有剂量上减去一半的剂量。2 周内减药完毕。

缓慢减药：每隔 7 天减药一次量，2~4 周内减药完毕。

七、治疗周期

每 2~4 周为一个治疗周期。快速减药，每 2 周评价一次；

缓慢减药，每4周评价一次。

八、药物加减

根据患者的临床表现加减药物：头晕者，加钩藤、天麻；头痛者，加白芷；恶心、呕吐者，加姜半夏、茯苓；精神萎靡者，加合欢花、玫瑰花；便秘者，加柏子仁、杏仁；腹泻者，加炒白术、茯苓；失眠健忘者，加远志、益智仁；口燥咽干者，加石斛、麦冬；面色微黄者，加党参、莲子肉；筋骨痿软者，加木瓜、补骨脂、伸筋草；咳嗽肺痨者，加黄芩炭、浙贝母；口中流涎者，加沉香、砂仁；嗜睡者，加茶叶、冰片、麻黄；腹胀者，加白术、神曲；仍有服药欲望者，加土茯苓、鱼腥草；性功能减退者，加紫河车、熟地黄；出现幻觉者，加肉桂、黄连，严重的幻觉，可以加白矾。

九、使用注意

（1）建立良好的医患关系。

（2）向患者讲解本治疗方法的有关问题，解除患者的担忧。

（3）了解患者的治疗背景。

（4）指明替代治疗的重要性。

（5）针对患者的不同症状调整药物。

（6）有的患者服药后会恶心，或腹泻，这是正常反应。

十、睡眠量表评价

（1）匹斯堡睡眠质量表。

（2）苯二氮䓬戒断症状问卷（BWSQ）和依赖自评分级问卷（SRD）。

（3）多导睡眠监测（PSG）。

（4）症状自评量表（SCL-90）。

（5）中医证候评分。

附：刘艳骄戒药解毒方

钩藤 15g　天麻 10g　土茯苓 30g　郁金 15g

合欢花 15g　郁李仁 15g　萱草根 6g　甘草 6g

连翘 10g　化橘红 10g　鱼腥草 15g　败酱草 15g

在辨证论治的基础上应用此方。

（刘艳骄）

第二节　抗组织胺类药物治疗安眠药物依赖性失眠操作规范

一、治疗原理

部分抗组织胺类药物在使用过程中会出现瞌睡反应，利用部分抗组织胺类药物的这一作用，与安眠药物同时使用，并逐渐减少安眠药物。

异丙嗪能竞争性阻断组胺 H_1 受体而产生抗组胺作用，能对抗组胺所致之毛细血管扩张，降低其通透性，缓解支气管平滑肌收缩所致的喘息，较盐酸苯海拉明作用强而持久。因较易进入脑组织，故有明显的镇静作用；能加强催眠药、镇痛药及麻醉药的中枢抑制作用；其抗胆碱作用亦较强，防治晕动症效果较好。用于皮肤及黏膜过敏、过敏性鼻炎、哮喘、食物过敏、皮肤划痕症以及晕车、晕船、晕机等。

二、常用药物

异丙嗪，通常适用于高血压病合并失眠的患者。

扑尔敏，通常适用于服用抗生素或服用麻黄碱的抗感冒药导致的失眠。

西替利嗪，通常适用于服用中效安眠药物引起药物成瘾。

三、常用剂量

异丙嗪，每晚睡前一次，25~50mg。每日 1 次。

扑尔敏，每次 4mg，每晚睡前半小时服用。

西替利嗪，每次 10mg，每晚睡前一小时服用。

四、剂量调整

有高血压者，会使血压降低，应当注意观察病情，适当减少降压药物的剂量。

五、使用方法

每晚上床后服用。

1. 准备阶段

对就诊患者进行药物依赖信息的收集、整理，输入数据库，判断是否存在安眠药物依赖，如果符合，确定递减安眠药物的方法。为了避免遗漏重要项目，将制作好的表格式病历，由一名医生进行全面了解记录。

2. 治疗阶段

分为快速减药和缓慢减药：

快速减药：每隔 3 天，安眠药品的剂量在原有剂量上减去一半的剂量，2 周内减药完毕。

缓慢减药：每隔 7 天减药一次量，2~4 周内减药完毕。

六、使用注意

（1）建立良好的医患关系。

（2）向患者讲解本治疗方法的有关问题，解除患者的担忧。

（3）了解患者的治疗背景。

（4）指明替代治疗的重要性。

（5）针对患者的不同症状调整药物。

（6）孕妇及哺乳期妇女用药：孕妇使用本药后，可诱发婴儿的黄疸和锥体外系症状。因此，孕妇在临产前 1~2 周应停用此药。哺乳期妇女应用本品时需权衡利弊。

（7）急性哮喘、膀胱颈部梗阻、骨髓抑制、心血管疾病、昏迷、闭角型青光眼、肝功能不全、高血压、胃溃疡、前列腺肥大症状明显者、幽门或十二指肠梗阻、呼吸系统疾病（尤其是儿童，服用本品后痰液黏稠，影响排痰，并可抑制咳嗽反射）、癫痫患者（注射给药时可增加抽搐的严重程度）、黄疸、各种肝病以及肾功能衰竭、Reye 综合征（异丙嗪所致的锥体外系症状易与 Reye 综合征混淆）。应用异丙嗪时，应特别注意有无肠梗阻，或药物的逾量、中毒等问题，因其症状体征可被异丙嗪的镇吐作用所掩盖。

七、睡眠量表评价

（1）匹斯堡睡眠质量表。

（2）苯二氮䓬戒断症状问卷（BWSQ）和依赖自评分级问卷（SRD）。

（3）多导睡眠监测（PSG）。

（4）症状自评量表（SCL-90）。

（5）中医证候评分。

（刘艳骄）

第三节 维生素类药物治疗安眠药物依赖性失眠操作规范

一、治疗原理

维生素C可作为化学药物来抵抗病毒；还可以协助改善肝功能；改善人体的新陈代谢，起到解毒和利尿的作用；阻碍胆红素的产生，从而对黄疸有消退作用；可加强肝糖原的合成，对变性的肝细胞的恢复有明显的促进作用；具有保护肝细胞的作用；可稳定肝细胞膜，抵消一些对肝细胞有害的因素，减少肝脏中脂肪的沉积，改善肝脏的功能；维生素C还有一定的解毒作用；减少烦躁，提高精力，降低精神低下；提高工作效率；促进安眠药物的排泄。

维生素B_6可以减轻因安眠药物引起的抑郁、激越、意识混乱；同时，维生素B_6在治疗剂量上，有一定的瞌睡作用，还可以治疗呕吐。

二、处方来源

药厂生产。

三、处方组成

维生素C又叫L-抗坏血酸，是一种水溶性维生素。英文名称：Vitamin C，Ascorbic Acid；分子式：$C_6H_8O_6$；分子量：176.12u。

维生素B_6是一种含氮的化合物，主要以三种天然形式存在：吡哆醇（pyridoxine，PN）、吡哆醛（pyridoxal，PL）、吡哆胺（pyridoxamine，PM）和它们的磷酸衍生物（PLP、PNP、PMP）。维生素B_6是一种共同酵素（coenzyme），在细胞中参与多种蛋白质和氨基酸的代谢功能。英文名称：VitaminB6；药物别名：吡多辛、吡哆素，pyridoxine；化学性质：一种含吡哆醇或吡哆醛或吡哆胺的 B 族维生素。在酸液中稳定，在碱液中易破坏，吡哆醇耐热，吡哆醛和吡哆胺不耐高温。物理性质：维生素 B_6 为无色晶体，易溶于水及乙醇。

四、使用方法

口服。维生素 C 200mg，每日 2 次；维生素 B_6 20mg，每天晚上睡前服用。

1. 准备阶段

对就诊患者进行药物依赖信息的收集、整理，输入数据库，判断是否存在安眠药物依赖，如果符合，确定递减安眠药物的方法。为了避免遗漏重要项目，将制作好的表格式病历，由一名医生进行全面了解记录。

2. 治疗阶段

分为快速减药和缓慢减药：

快速减药：每隔 3 天安眠药品的剂量在原有剂量上减去一半的剂量，2 周内减药完毕。

缓慢减药：每隔 7 天减药一次量，2~4 周内减药完毕。

五、治疗周期

每 2~4 周为一个治疗周期。快速减药，每 2 周评价一次；缓慢减药，每 4 周评价一次。

六、药物加减

根据患者的临床表现，加减药物剂量。

七、使用注意

（1）建立良好的医患关系。

（2）向患者讲解本治疗方法的有关问题，解除患者的担忧。

（3）了解患者的治疗背景。

（4）指明替代治疗的重要性。

（5）针对患者的不同症状，调整药物。

八、睡眠量表评价

（1）匹斯堡睡眠质量表。

（2）苯二氮䓬戒断症状问卷（BWSQ）和依赖自评分级问卷（SRD）。

（3）多导睡眠监测（PSG）。

（4）症状自评量表（SCL-90）。

（5）中医证候评分。

（刘艳骄）

第四节　针刺替代治疗操作规范

一、治疗原理

鉴于我国有关法律已经将安眠药物列入毒品的范畴，采用已经成熟的针刺戒毒方法，对安眠药物依赖的患者，有选择地进行戒毒针刺治疗，可以作为针刺替代的有效方法之一。

二、处方来源

相关文献报告及广安门医院的临床经验。

（一）钱志云处方

1.临床分期

（1）上瘾期：主要症状是形寒肢冷，肌肉酸软无力，全身疼痛不适，精神萎靡不振，呵欠不断，口、鼻、眼有少量分泌物。

（2）发作期（依据临床症状可分为4型）：①肌肉痉挛疼痛

型：表现为肌肉呈痉挛性疼痛，以脊柱、肩、背、腰部肌肉疼痛为主，疼痛如刀割一样难以忍受。②胃肠功能紊乱型：表现以胃肠功能紊乱为主症，有肠鸣、腹痛、腹胀，严重的出现胃肠痉挛、汗出肢冷、面色无华、血压偏低等。③精神烦躁型：表现焦虑不安、心烦失眠，甚则通宵不能入睡，少数病人常扯拉自己的头发，甚者头向墙上碰撞。④痰涎分泌增多型：吸毒在 2 年以上者，伴有形寒肢冷，气管、支气管、咽喉部有大量分泌物渗出。病人口中有吐不完的痰涎，若体质虚弱往往因痰涎堵塞咽喉而死亡。

（3）恢复期：经治疗或强行戒毒，发作期 4 型症状都不明显，仅觉全身疲劳乏力、嗜睡、呵欠喷嚏连续不断、纳差、大便干结。

2. 针刺戒毒治疗原则

开窍醒脑，行气止痛，宽胸利气，扶正祛邪。

3. 取穴

主穴：水沟、人迎、天突。

配穴：痛型配大椎、华佗夹脊、足三里、三阴交、阳陵泉；胃肠功能紊乱型配中脘、神阙、天枢、足三里、内关、公孙；精神烦躁型配印堂、神门、内关、安眠；痰涎分泌增多型配中脘、膻中、气海、足三里、丰隆、三阴交。

4. 操作方法

针刺以上腧穴，得气后采取先泻后补的手法，每隔 5 分钟运针 1 次，留针 30~40 分钟。10 次为 1 个疗程。

5. 注意事项

针刺人迎穴应避开动脉搏动处，直刺 1.2~1.5 寸；针刺天突穴与胸骨上窝成 30°～45° 角斜刺，深 1.5 寸，针尖沿胸骨柄的后缘、气管的前缘直刺主动脉弓壁，针尖不得左右偏斜，以免造成气胸；针刺神阙穴消毒必须严格，先用 30% 碘酒消毒，再用

75%酒精脱碘，清除神阙穴中污垢，术者要稳、准、轻、快地通过疤痕组织，减轻病人的疼痛，直刺1.5~2寸。

（二）经典教科书处方（《针灸学》）

1. 临床表现

主证：难以入寐，寐而易醒，醒后不易再睡，亦有时寐时醒甚或彻夜不寐等。

兼证：心脾亏损，则为多梦易醒、心悸、健忘、易汗出、脉多细弱；肾虚则头晕、耳鸣、遗精、腰酸、舌红、脉细数；心胆气虚则见心悸多梦、喜惊易恐、舌淡、脉弦细；肝阳上扰则为性情急燥易怒、头晕、头痛、胁胀胀痛、脉弦；胃中不和则见脘闷嗳气或脘腹胀痛、苔厚腻、脉滑等症。

2. 治法

以安神为主。根据辨证选穴，针用补法或平补平泻法，或针灸并用。

3. 处方

主穴：神门、三阴交。

配穴：心脾亏损加心俞、厥阴俞、脾俞；肾亏加心俞、太溪；心胆气虚加心俞、胆俞、大陵、丘墟；肝阳上扰配肝俞、间使、太冲；脾胃不和配胃俞、足三里。

（三）广安门医院处方（刘艳骄处方）

主穴：通里、足三里、三阴交。

配穴：偏头痛加四渎；头顶痛加风府；耳鸣加神庭；心烦加内关；健忘加完骨、四白；噩梦加大陵、天柱；疲劳加曲池、足三里；食欲不振加中脘。

针刺手法：针刺得气后补泻结合，平刺手法12次为1个疗程，休息1周后再进入第2个疗程，以温补为主，平刺为辅助。

三、使用方法

1. 准备阶段

对就诊患者进行药物依赖信息的收集、整理，输入数据库，判断是否存在安眠药物依赖，如果符合，确定递减安眠药物的方法。为了避免遗漏重要项目，将制作好的表格式病历，由一名医生进行全面了解记录。

2. 治疗阶段

分为快速减药和缓慢减药：

快速减药：每隔 3 天，减安眠药品的剂量在原有剂量上减去一半的剂量，2 周内减药完毕。

缓慢减药：每隔 7 天减药一次量，2~4 周内减药完毕。

3. 治疗周期

每 2~4 周为一个治疗周期。快速减药，每 2 周评价一次；缓慢减药，每 4 周评价一次。

4. 穴位加减

根据患者的临床表现，加减治疗穴位，基本上以对症选穴为主。

四、使用注意

（1）建立良好的医患关系。

（2）向患者讲解本治疗方法的有关问题，解除患者的担忧。

（3）了解患者的治疗背景。

（4）指明替代治疗的重要性。

（5）针对患者的不同症状，调整药物。

五、睡眠量表评价

（1）匹斯堡睡眠质量表。

（2）苯二氮䓬戒断症状问卷（BWSQ）和依赖自评分级问

卷（SRD）。

（3）多导睡眠监测（PSG）。

（4）症状自评量表（SCL-90）。

（5）中医证候评分。

针刺替代治疗，同样需要辨证施针，并配合治疗失眠障碍的中医辨证论治。

（刘艳骄）

第五节　TIP 中医心理治疗操作规范

一、治疗原理

根据中医心理学原理，采用气功、音乐、心理暗示等方法，对安眠药物依赖的患者，有选择地进行 TIP 中医心理治疗，可以作为安眠药物替代的有效方法之一。

二、处方来源

广安门医院汪卫东的临床经验。

三、使用方法

1. 准备阶段

检测前 3 天进行病人全面的信息收集。为了避免遗漏重要项目，将制作好的表格式病历，由一名医生进行全面了解记录。

2. 治疗阶段

（1）第一次治疗时要求患者根据线索提供生活中较为详细的病情发展资料，以后可以随着治疗的进展继续补充。

（2）放松诱导法或快速诱导法：使病人进入入静状态。在入静状态中采用各种睡眠调控技术进行治疗，每次约 30 分钟，具体包括：

①睡眠刺激适应技术。预备程序：在入静状态中进入上述第一个程序，即给予"睡眠环境适应"的"诱导语"，让患者早有准备。这个程序可以进行2~3次。

"刺激-惊醒-安静-再入睡"诱导过程：这个过程也可以在一次完整的治疗过程中，反复进行多次。

②情绪-睡眠剥离技术。理性排除各种情绪的干扰，使其"非理性"地断然认为失眠与情绪关系并不相关，这样对改善睡眠更为有益。

③睡眠信心增强技术。在入静状态中，进行增强睡眠信心的诱导。

（3）在进行以上各种心理治疗以后，继续利用暗示诱导和意念想象疗法，使患者产生心身放松与愉悦的感觉，每次约30分钟。

（4）把意念想象疗法配音乐制作成录音带或光盘，让患者带回家中，每天实践2~3次，每次30~60分钟。

3. 自我调整阶段

以上是中医系统心理疗法的基本程序，但由于心理治疗的复杂性，治疗中可根据患者的不同情况、复杂程度以及心理变化情况允许对心理治疗措施进行适当的调整。

四、各种诱导法的治疗过程和程序

（1）建立良好的医患关系。

（2）向患者讲解本治疗方法的有关问题，解除患者的担忧。

（3）了解患者的治疗背景。

（4）对患者进行感受性测验，并使其进入放松状态。

（5）引导患者进入入静状态。

（6）在入静状态下进行心理分析及其他各种治疗方法。

（7）解除入静状态。

以上是首次诱导的治疗程序，以后各次治疗均可以从（5）开始至（7）结束。每一次治疗的时间根据患者的具体情况来决定。

五、使用注意

（1）建立良好的医患关系。

（2）向患者讲解本治疗方法的有关问题，解除患者的担忧。

（3）了解患者的治疗背景。

（4）指明替代治疗的重要性。

（5）针对患者的不同症状，调整药物。

六、睡眠量表评价

（1）匹斯堡睡眠质量表。

（2）苯二氮䓬戒断症状问卷（BWSQ）和依赖自评分级问卷（SRD）。

（3）多导睡眠监测（PSG）。

（4）症状自评量表（SCL-90）。

（5）中医证候评分。

（王芳，刘艳骄）

第十二章　安眠药物中毒与急救

第一节　巴比妥类药物中毒与急救

巴比妥类药物为镇静、催眠、止惊及麻醉药物，曾经广泛应用于临床，主要在住院病人中使用。目前，已经较少应用于睡眠医学领域。

巴比妥类早在 1864 年已人工合成（巴比妥酸），但到 1903 年才发现它具有镇静作用，并认识到巴比妥酸衍生物的药理作用。它们的治疗指数较低，需中等剂量才改善睡眠，药物之间相互影响比较大，大剂量可影响呼吸。

一、巴比妥类药物的种类

临床上常用的巴比妥类药物，按其作用时间长短，可分为4类：

（1）长效类：包括巴比妥和苯巴比妥（鲁米耶），作用时间 6~8 小时。

（2）中效类：包括异戊巴比妥（阿米妥），作用时间 3~6 小时。

（3）短效类：包括司可巴比妥（速可眠），作用时间 2~3 小时。

（4）超短效类：主要为硫喷妥钠，作用时间在 2 小时以内。

此类药物易自消化道吸收，其钠盐的水溶液易自肌肉吸收，在体内可分布于一切组织和体液中，一部分在肝内氧化破坏，所形成的氧化物或以游离状态或与葡萄糖醛酸结合后由肾排出；另一部分以原形从肾排出。巴比妥类药物为中枢抑制剂，较大剂量可抑制呼吸中枢和血管运动中枢，更大剂量可直接损害毛细血管，并可并发肝肾损害。

二、药理及毒理

巴比妥类药物属限剧药。一般情况下使用不能超过极量，否则易中毒。

巴比妥极量：一次 0.6g，一日 1.0g；中毒量：4.5~5.0g。

苯巴比妥（鲁米那）极量：一次 0.25g，一日 0.5g。本品易致蓄积中毒，最好在连用 4~5 日后休药 1~2 日。如需要连用，应使用小剂量。

苯巴比妥钠极量：一次 0.25g，一日 0.5g。

戊巴比妥钠极量：口服一次 0.2g，一日 0.6g。

异戊巴比妥（阿米妥）极量：一次 0.6g，一日 1.0g。

速可眠（司可巴比妥）极量：口服一次 0.1~0.2g，皮注一次量 0.1g。

此类药物主要作用于网状结构上行激活系统，有剂量－效应关系。随剂量增加，由镇静催眠到麻醉，皮层下中枢自上而下，脊髓自下而上受抑，延髓中枢受抑后，出现呼吸抑制和血压下降。

三、中毒的原因

由于误服或者其他原因，一次性服用巴比妥类药物常规使用量的 3~6 倍后即可引起急性中毒。一般来说，超过常规使用量的 15 倍时，就可出现生命危险。

长期服用长效的巴比妥类药物，可以引起蓄积中毒。少数病人对本类药物高度敏感，即便是小剂量也能引起严重的不良反应，容易引起中毒。

硫喷妥钠等药物静脉注射时若剂量过大，可以引起喉头痉挛及呼吸抑制。

四、临床表现

1.临床中毒特征

中枢神经系统抑制表现。轻、中度中毒酷似醉酒酩酊状态，嗜睡，动作不协调，语言含糊，思维障碍，眼震。急性中毒病人可出现进行性中枢神经系统抑制，自嗜睡到昏迷，呼吸呈潮式呼吸，低血压，休克，低体温。

（1）轻度中毒：嗜睡，但易唤醒，言语不清，感觉迟钝，有判断及定向力障碍，各种反射存在，体温、脉搏、呼吸、血压均正常。

（2）中度中毒：沉睡，强力推动可唤醒，但并非全醒，不能答问，旋又进入昏迷状态。腱反射消失，呼吸稍慢但浅，血压正常，角膜反射、咽反射仍存在，可有唇、手指或眼球震颤。

（3）重度中毒：深度昏迷，早期可有四肢强直、腱反射亢进、踝阵挛、划足底试验阳性等，后期则全身弛缓、各种反射消失。瞳孔对光反射存在，有时瞳孔散大，有时则缩小，呼吸浅慢、不规则或为潮式呼吸，可发生肺水肿（短效类中毒发生），后期因坠积性肺炎而呼吸困难更甚。脉搏细速、血压降低，严重者发生休克、尿少或尿闭、氮质血症等，最终可因呼吸中枢麻痹，休克或长期昏迷并发肺部感染而死亡。

2.危重指征

根据昏迷深度、呼吸抑制和心血管功能受损程度来判断。

3. 死因

（1）早期死因：心源性，如休克、心脏停搏。

（2）晚期死因：继发肺部合并症，如吸入性肺炎或肺水肿。

4. 相关检查

（1）检查生命体征，检查呕吐反射，判定昏迷的程度，如昏迷指数评分。

（2）尿或胃内容物的血药浓度测定，明确是否中毒及药物的种类，了解中毒的程度。

（3）检查血、尿常规，血糖，肝、肾功能，血气分析，了解器官受损的情况。

（4）做心电图、持续心电监护，了解心脏受损程度。

（5）做 X 线检查，观察有无肺水肿、肺部感染。

五、诊断要点

1. 病史

如有明确的服药史，可立即确诊。

（1）有应用过量本品病史。

（2）尿液巴比妥类定性阳性。

2. 临床表现

意识障碍，昏迷，呼吸抑制，血压下降。

3. 鉴别诊断

其他镇静安眠药物中毒、一氧化碳中毒、中枢神经系统感染、颅内占位性病变、低血糖、尿毒症、电解质紊乱、癫痫发作后状态、甲状腺功能低下、肝功能衰竭、精神疾病等。

六、急救措施

1. 立即洗胃

巴比妥类药物可使胃幽门痉挛，可能在长时间内仍有药液残留于胃内。对于口服苯巴比妥类药物过量而时间没有超过4~6小时者，均应立即洗胃。一般可用1∶4000~1∶5000的高锰酸钾溶液或温开水洗胃。洗胃时可置少量的硫酸钠溶液于胃中（成年人一般为20~30g）导泻，以促进药物的排出，也可以并用高位灌肠。由于镁的吸收可以加速中枢抑制，故一般不用硫酸镁导泻。对于昏迷病人，洗胃应当特别小心，洗胃时应当注意防止胃内容物反流进入气管内。

2. 保持呼吸道通畅，吸氧

轻度中毒，可常规流量吸氧；重度中毒患者可采用口鼻罩吸氧。如果出现严重的窒息反应，应当进行气管插管。

3. 静脉补液

目的是补充能量和维生素、维持水电解质平衡、利尿。

（1）快速补液

根据中毒的严重程度，选择适当的滴数进行输液。如患者肾功能良好，对于长效巴比妥类药物中毒患者，可以通过输液促进药物迅速排出。成人一般每天静脉滴注10%的葡萄糖和5%的葡萄糖盐水300~400mL，可以酌情加量。或者选用速尿40~80mg/次静脉滴注，使病人的排尿量维持在250mL以上。

如患者尿液非碱性，可加适量的5%碳酸氢钠，使尿液变为碱性。血压过低时，补足循环血容量，可酌情应用右旋糖酐与血管活性药物，如间羟胺或多巴胺。

在输液过程中，观察患者血中钾、钠、氯、二氧化碳结合力、非蛋白氮和尿酸碱度，以此作为输液成分的参考。同时，需要注意排尿量，务必使出入量保持平衡，防止发生心力衰竭和肺水肿。

（2）利尿脱水

此类药物要从肾脏排出，在补充血容量后，可以静脉注射渗透性利尿剂。如 20% 的甘露醇溶液，首次剂量为 0.5g/kg，注射后如利尿反应良好，可在 4 小时后再给药一次，以后每隔 8～12 小时再注射一次，以加速毒物排泄。合并颅内高压者尤为适用。在应用过程中应注意心脏功能和水、电解质平衡，尤其要防止低钾血症的发生。

4. 应用碱性药，促进巴比妥类排出

静脉注射 5% 碳酸氢钠 100～200mL，也有助于巴比妥类药物从肾脏中排出。

5. 导泻（洗肠）

凡是应用巴比妥类药物中毒者，均可用洗胃的药物洗肠。在洗胃之后，要从胃管内灌注硫酸钠导泻，并加入 25% 药用碳混悬液。

6. 血液透析

有严重的肝肾损害者，可以考虑使用血液透析治疗。当血液中巴比妥类药物的浓度在 10mg/100ml 以上时，应用人工肾治疗比较恰当。

透析疗法可以排出体内过多的巴比妥类，同时对巴比妥类中毒引起的高血钾、酸中毒、非蛋白氮增高、心力衰竭、肺水肿等均有显著效果。在内服大量巴比妥类药物中毒的患者，及严重中毒而血中非蛋白氮高达 107.1～142.88mmol/L，血钾达到 7mmol/L，二氧化碳结合力达到 12mmol/L，或者有休克用其他方法而病情进行性恶化时，均应使用血液透析（或者腹膜透析）。小儿可以用换血疗法。

7. 选用中枢神经系统兴奋剂

如果服药者呈现深昏迷状态，呼吸浅慢而不规则，吸氧后无改善，可以选用下列药物：

（1）贝美格（美解眠）：为首选药。一般用本品 50mg 溶于 5% 葡萄糖 10mL 中，每隔 3~5 分钟静脉注入。如出现恶心、呕吐、肌肉颤搐等症状，须停止注射。如静脉注入后仍无苏醒，说明中毒较深，可以采用静脉滴注法。以美解眠 200~300mg 稀释于 5%~10% 葡萄糖溶液中缓慢静脉滴注。

（2）汉防己毒素：6mg 溶于生理盐水 6mL 中，以每分钟 1mL 的速度静脉注射，如无反应，每隔 15 分钟再注射 3mL，至到出现轻度的肌肉（如面部肌肉）颤搐和角膜反射恢复为止。

（3）尼可刹米（可拉明）：每小时静脉注射 1~2 支（每支 0.375g），至角膜反射与肌肉颤搐出现。

（4）纳洛酮：能与内啡肽竞争阿片受体，从而使病人从昏迷和呼吸抑制中恢复。常用 0.4~0.8mg 肌肉注射或者静脉注射。10~15 分钟重复一次。若无改善，可以加大剂量，成人最大每日 4mg，12 岁以下儿童 0.8mg 为宜。

注意：苏醒剂用量过大时，可引起惊厥或心律失常，加重呼吸和循环衰竭，甚至引起死亡。在治疗过程中，应当密切观察病情，适当掌握剂量与用法。此外，苏醒剂不能缩短中毒者的昏迷时间，只能对其呼吸和循环中枢起兴奋作用。事实上，不要强求中毒者快速苏醒，治疗原则只是尽量维持其呼吸和循环功能，促进毒物的排泄，以及预防并发症。

8.其他措施

血压下降者，用升压药。

昏迷或抽搐者，选用脱水剂减轻脑水肿。

选用拮抗剂，安易醒（氟马西尼）拮抗。

保肝对症。血液灌流，血浆置换，促进毒物排泄。

以上方法仅适用于重度中毒者、呼吸高度抑制者及昏迷患者。

对于慢性中毒，轻度反应者，立即停用药物；慢性持续反应，可参照缺氧性脑病治疗；使用戒毒中药进行治疗。

七、住院指征

如果经过抢救以后，病人仍然出现严重的嗜睡、共济失调、呼吸抑制、低血压、体温下降、横纹肌溶解等表现，必须将患者转入 ICU 治疗。

八、一般治疗及护理

（1）严密观察病情：定时测量生命体征，观察意识状态及瞳孔的变化，若瞳孔散大、血压下降、呼吸变浅或不规则，常提示病情恶化，应及时采取急救措施。

（2）保持呼吸道通畅，防治舌头后坠，清除口咽部的分泌物，防止吸入性肺炎及窒息。呕吐时头偏向一侧，防止误吸和窒息。

（3）吸氧或者氧和二氧化碳混合气体。呼吸肌麻痹时，要加以吸氧，间歇应用人工呼吸器，以保持颈动脉适当的刺激。

（4）昏迷时间超过 3~5 天，可由鼻饲补充营养和水分。

（5）昏迷病人加强皮肤护理，防止褥疮发生。

（6）对于有合并感染者，要配合使用抗生素。

（7）出现皮疹时，可以用抗组织胺类药物。可用地塞米松治疗。

（8）有呼吸衰竭时，可用中枢兴奋剂，如尼可刹米、吗乙苯吡酮。

九、预防措施

（1）加强对镇静安眠药物相关知识的学习，避免过量使用镇静安眠药物。

（2）高度关注有自杀倾向的人群的用药情况，避免药物诱发自杀倾向。

（3）有肝肾功能损伤者，应当禁用本药物；血卟啉病患者禁用本药。

（4）使用苯巴比妥类药物时禁止饮酒。

（5）与抗抑郁药物合用时，应当减少本类药物用量。

（6）对于精神病人，要由医生和家属监督其服药，合并抑郁时应当减少用量。

（7）虽然目前已经不常用此类药物，但在临床上有适应证时亦应谨慎用药。

（赵成思，刘艳娇）

第二节　苯二氮䓬类药物中毒与急救

苯二氮䓬类药是目前临床上治疗睡眠障碍的常用药。能迅速诱导患者入睡、减少夜间觉醒次数、延长睡眠时间和提高睡眠质量，但也改变了通常的睡眠模式，使浅睡眠延长、REM 睡眠持续时间缩短、首次 REM 睡眠出现时间延迟、做梦减少或消失。

一、常用的苯二氮䓬类药物

常用的镇静安眠药物主要是氯氮䓬、利眠宁、地西泮（安定）、奥沙西泮（去甲羟安定）、艾司唑仑（舒乐安定）、阿普唑仑（佳静安定、佳乐定）、氟西泮、氯硝西泮、劳拉西泮、三唑仑（海乐神）等，主要用于镇静、催眠、抗焦虑、抗惊厥，并有肌肉松弛作用。本类药物对精神症状无效，不引起锥体外系反应。长期服用可以产生依赖性，突然停药容易出现戒断反应。

（1）氯氮䓬（立布龙）：毒性小，安全范围大，久服可产生耐受性和成瘾性；突然停药可产生惊厥。能加强吩噻嗪类安定剂（如氯丙嗪）和单胺氧化酶抑制剂（如优降宁）的作用。与吩噻嗪类、巴比妥类、酒精等合用时，有加强中枢抑制的危险。哺乳期妇女及孕妇应忌用，尤其是妊娠开始3个月及分娩前3个月。还可以使人产生持续的精神紊乱、嗜睡深沉、震颤、持续说话不清、站立不稳、心动过缓、呼吸短促或困难、严重的肌无力。

（2）安定（苯甲二氮䓬）：是癫痫持续状态首选药。镇静催眠作用稳定，但经常容易被误食，甚至成为自杀者的首选药物。小儿中毒多因误服或止惊时用量过大所致。安定中毒病人有头晕、头痛、嗜睡、乏力、步态不稳、行走困难、言语含糊不清、反应迟钝、意识模糊、精神错乱等症状，还可有恶心、呕吐、腹痛、腹泻、流涎、视物模糊、尿闭或尿失禁等表现。过大剂量中毒病人有血压降低、心跳减慢或心跳停止、呼吸抑制、呼吸不规则甚至窒息、青紫、瞳孔散大、昏迷、抽搐等表现，最后发生呼吸、循环衰竭，还可引起粒细胞减少。

（3）去甲基羟基安定（舒宁、奥沙西泮）：为安定的体内代谢物。主要用于短期缓解焦虑、紧张、激动，也可用于催眠，为焦虑伴有精神抑郁的辅助用药，并能缓解急性酒精戒断症状。肌松作用较其他苯二氮䓬类药物强。中毒症状与安定相似。大剂量可有共济失调、震颤。

（4）硝基安定：过量也不会产生呼吸抑制和循环衰竭，但会产生依赖性。大剂量容易引起肝损害和骨髓抑制。

（5）氟硝基安定（氟硝基二氮䓬）：作用较安定强10倍。大剂量使用可有共济失调、震颤、晕厥，亦有虚弱、言语不清、意识混乱的报道。可出现复杂的睡眠相关行为，包括梦中驾驶、打电话、做饭和进食。还可见过度镇静、言语增多、易激惹。个别患者出现兴奋，甚至幻觉，停药后迅速消失。还可见恐惧、欣快的报道。罕见中毒性肝损害。还有引起肝酶改变的报道。

（6）舒乐安定（三唑氯安定、忧虑定）：镇静催眠作用较硝基安定强 2.4~4 倍。大剂量可致兴奋、多语、共济失调、震颤。

（7）氯羟安定（劳拉西泮）：疲劳、瞌睡、遗忘、记忆力损伤、精神错乱、定向力障碍、抑郁、抑郁暴露、脱抑制、欣快感、自杀意念/企图、共济失调、虚弱、锥体外系反应、惊厥/癫痫发作、震颤、眩晕、眼功能/视力障碍（包括复视和视物模糊）、构音障碍、发音不清、性欲改变、阳痿、性欲高潮降低；头痛、昏迷、呼吸抑制、呼吸暂停、睡眠呼吸暂停恶化、阻塞性肺病恶化；胃肠道症状包括恶心、食欲改变、便秘、黄疸、胆红素升高、肝脏转氨酶升高、碱性磷酸酯酶升高；高敏反应、过敏性/过敏样反应；皮肤症状、过敏性皮肤反应、脱发；抗利尿激素分泌失调综合征、低钠血症；血小板减少症、粒细胞缺乏症、各类血细胞减少；低温症及自主神经系统表现。可能发生自相矛盾的反应包括焦虑、激动、激越、敌意、攻击性、暴怒、睡眠障碍/失眠、性唤起和幻觉。可能使血压小幅降低或发生低血压症，但通常无临床显著性，可能与应用劳拉西泮产生的抗焦虑作用相关。

二、药理及毒理

苯二氮䓬类的中枢神经抑制作用与增强 γ-氨基丁酸（GABA）能神经的功能有关，GABA 是一种神经传递的抑制剂，GABA 兴奋就出现镇静、抗忧虑和横纹肌松弛作用。本类药物的半衰期：一般服用 1 小时血中浓度达到高峰，半衰期为 1~2 日，老年病人及肝肾功能损伤的病人半衰期为3~4日。由尿路排出。中毒以后，对中枢神经抑制可导致昏迷，心血管、呼吸系统抑制，可发生呼吸暂停、血压下降、心脏停搏。

苯二氮䓬类药物能加强吩噻嗪类安定剂（如氯丙嗪）和单胺氧化酶抑制剂（如优降宁）的作用，与吩噻嗪类、巴比妥类、酒精等合用时，有加强中枢抑制的危险。

长期服用大剂量苯二氮䓬类药物，可以产生肌张力下降、软弱无力，并产生依赖性。突然停药，可产生戒断反应，甚至惊厥。

三、中毒的原因

临床上常见因欲自杀大量服用安定而致中毒的患者，或者误服大量的安眠药物引起严重的不良反应及中毒症状。

四、诊断要点

（1）病史：有大量服用苯二氮䓬类安眠药物的病史。

（2）依据服用剂量大小，意识状态可分为嗜睡、昏睡甚至昏迷，伴有呼吸表浅或不规则、血压下降、脉搏细弱、体温低于正常，有嗜睡、眩晕、语无伦次、意识混淆、共济失调、记忆力减退。如长时间昏迷，应考虑怀疑混合其他中毒或非药物因素。

（3）重度中毒者除上述表现外，可因呼吸或循环衰竭而死亡。

（4）矛盾性反应及其他表现：兴奋，忧虑，攻击，敌意行为，躁狂和谵妄。

（5）危重因素及表现：单纯的苯二氮䓬类过量罕见致命，当有以下情况时可加重病情：①同服其他药物，如酒精、鸦片、巴比妥、氯丙嗪等，可增强苯二氮䓬毒性。②有呼吸系统其他疾病：如慢性阻塞性肺疾病。③老年人或婴幼儿。

五、急救措施

1.排出毒物

凡 8 小时以内就诊患者一律彻底洗胃，以温开水为宜。对神志清楚能合作的患者，可以催吐，可口服洗胃，对不合作或昏迷病人要插管洗胃，治疗不合作者，经鼻或口插入洗胃，胃管口径越粗越好，以减少洗胃时间。胃管插入后先吸净胃内液体，再向胃内注入洗胃液，每次 300~500mL。洗胃后可用硫酸镁导泻，以减少毒物的吸收。常用的洗胃液有清水、生理盐水、碳酸氢钠、高锰酸钾。注意观察洗胃液的颜色、气味及液量，直至无色无味为止。

2.应用解毒剂

迅速开通静脉通路，静脉输注5%或10%葡萄糖溶液或5%葡萄糖盐水，并用利尿剂静脉注射利尿排毒。每5~10分钟静脉推注纳洛酮0.4~0.8mg，直至呼吸抑制解除或清醒。若病人呈深度昏迷，呼吸浅表或不规则，适量注射中枢兴奋剂可有帮助。

3.应用拮抗剂

氟马西尼（flumazeril，安易醒），能置换苯二氮䓬类中枢神经受体，以逆转其中枢神经镇静作用，常用于苯二氮䓬类药物中毒的急救。常用 1mg（10mL）以等量生理盐水或5%葡萄糖溶液稀释，静脉推注，首次推 0.2mg（16 秒），间隔 1 分钟后，如果没有达到效果，可以再推 0.3mg，以后一次推注 0.2mg、0.3mg，最大剂量可达到 2mg。一般总量达到 0.5~1mg 即可达到效果。

4.对症支持治疗

在治疗过程中要特别注意保持呼吸道通畅，防止肺水肿、脑水肿和呼吸衰竭，预防感染。血压下降时，可以应用升压药物，如间羟胺、多巴胺等。

5. 重症患者

迅速转入肾内科辅助血液透析治疗。

六、一般治疗及护理

1. 积极配合治疗

在洗胃的同时建立静脉通道，根据医嘱给予解毒剂。在用药过程中要做到在观察中用药、在用药中观察。密切观察病情，每5~10分钟测血压、体温、呼吸、脉搏一次，观察瞳孔及神志变化并做好记录。

2. 密切护患关系，做好心理护理

了解患者的心理状态及中毒原因。护士要注意自身言行，把自己放在病人的位置上，体验病人的内心活动，同情病人，不要给病人带来不良刺激，在语言上不要指责病人，在行动上不能表现出不耐烦、怕脏、厌恶等。温柔的语言、轻松的行为能激发病人生活的勇气，使其情感发生转化，以后更好地善待自己，并积极地配合治疗，消除自杀的念头，悔恨自己的过失行为，珍惜生命，热爱生活。

七、预防措施

（1）服用苯二氮䓬类安眠药物，应当避免饮酒，饮酒可加重中毒。

（2）在医生的指导下用药，避免患者擅自加大安眠药物的剂量，长期服用可产生依赖性、突然停药可产生戒断反应。需要逐渐减量或进行替代治疗。

（3）严格掌握适应证，青光眼、重症肌无力患者禁用。

（4）经过4~6小时观察后，如无苯二氮䓬类药物中毒表现，可以出院。

（刘艳骄）

第三节 水合氯醛中毒与急救

水合氯醛，是一种具有刺鼻的辛辣气味，味微苦的无色透明结晶固体，有毒。常用作农药、医药中间体，也用于制备氯仿、三氯乙醛。水合氯醛可以作为催眠药和抗惊厥药，用于失眠、烦躁不安及惊厥。

一、药物的种类

水合氯醛（chloral hydrate）。

二、药理与毒理

本品为催眠药、抗惊厥药。催眠剂量30分钟内即可诱导入睡，催眠作用温和，不缩短REM睡眠时间，无明显后遗作用。催眠机理可能与巴比妥类相似，引起近似生理性睡眠。较大剂量有抗惊厥作用，可用于小儿高热、破伤风及子痫引起的惊厥。大剂量可引起昏迷和麻醉，抑制延髓呼吸及血管运动中枢，导致死亡。曾作为基础麻醉的辅助用药，现已极少应用。

药代动力学：消化道或直肠给药均能迅速吸收，1小时达高峰，维持4~8小时。脂溶性高，易通过血脑屏障，分布于全身各组织。血浆$T_{1/2}$为7~10小时。在肝脏迅速代谢成为具有活性的三氯乙醇。三氯乙醇的蛋白结合率为35%~40%，三氯乙醇的$T_{1/2}$约为4~6小时。口服水合氯醛30分钟内即能入睡，持续时间为4~8小时。三氯乙醇进一步与葡萄糖醛酸结合而失活，经肾脏排出，无滞后作用与蓄积性。本药可通过胎盘和分泌入乳汁。

三、中毒原因

中毒常与过量使用或者短期内重复用药有关。

1. 过量使用

通常成年人口服 4~5g 即可发生急性中毒，致死量个体差异很大，3~30g 不等。敏感者，3g 就可以致死。

2. 累积中毒

长期使用水合氯醛，耐受性可以增加，持续增加剂量可致累积中毒。

四、诊断要点

1. 病史

有大量服用水合氯醛史。

2. 有药物过量中毒的临床表现

（1）急性中毒：大量内服本品时，出现严重的胃肠刺激症状及中枢神经障碍表现。①水合氯醛对食管和胃黏膜有刺激作用，浓度过大时可发生腐蚀现象，引起出血性胃炎，故有恶心、呕吐、呕吐带血、上腹部疼痛，并可有肠炎，可出现腹泻和肠道出血。偶尔可发生食管狭窄。②呼吸道局部刺激症状，表现为喉炎和支气管炎。中毒剂量则可使呼吸中枢受抑制及呼吸肌松弛，出现呼吸缓慢、呼吸困难、潮式呼吸、发绀等。致死原因多为呼吸中枢衰竭和呼吸肌麻痹。③大剂量有抑制血管运动中枢和心脏功能的作用。中毒时可以出现明显的血管扩张、血压下降、体温降低、休克、晕厥及心律失常等，有心脏病的患者，可出现心脏骤停。④可出现瞳孔缩小、肌肉松弛、谵语和反射消失等。⑤病程缓慢者可因肝、肾损害而发生黄疸、肝大、肝功能损害、蛋白尿及血尿等。

（2）慢性中毒：①可出现各种皮疹（红斑状、荨麻疹状和紫癜样皮疹）；结膜炎、流泪、眼睑浮肿、畏光、视力障碍，偶有眼球转动障碍和角膜混浊。②有些病人可出现头痛、兴奋、肌肉疼痛、关节疼痛、中枢神经抑制、食欲丧失、呕吐、腹泻、舌部疱疹、呼吸有恶臭、严重口渴、黄疸、膀胱痉挛等。③部分病人出现神经痛、轻瘫、震颤、癫痫样抽搐、心悸、呼吸困难、浮肿、蛋白尿、甲床发炎及脱皮。④有些因长期应用而引起习惯性或依赖性，如果突然停药可产生谵妄等。⑤应用本品有耐受性的病人偶尔因用量大而发生"耐受性突然消失"而死亡，可能是由于肝、肾受损使解毒与排泄能力丧失所致。

五、急救措施

（1）洗胃：当口服发生中毒时，选用温茶和温开水或1∶5000的高锰酸钾溶液洗胃，洗胃时应当注意防止胃内容物反流进入气管。由直肠给药发生中毒时，应立即洗肠。

（2）用硫酸钠导泻。

（3）对症治疗：保温、吸氧、治疗心力衰竭、呼吸衰竭和休克。

（4）参照巴比妥类药物中毒的处理。

（5）处理慢性中毒，基本上与处理慢性乙醇中毒相似，即停用药物、恢复体能等。但需要注意停药可能引起与谵妄性震颤相似的症状。

（6）静脉滴注10%的葡萄糖液促进排泄并保护肝脏。

六、一般治疗与护理

（1）根据临床表现的不同，采用不同的护理级别。昏迷的病人应当给予特护。

（2）保持呼吸道通畅，防止舌头后坠，清除口咽部的分泌物，防治吸入性肺炎及窒息。呕吐时头偏向一侧，防止误吸和窒息。

（3）吸氧或者氧和二氧化碳混合气体。呼吸肌麻痹时，要加以吸氧，间歇应用人工呼吸器，以保持颈动脉适当的刺激。

（4）昏迷时间超过 3~5 天，可由鼻饲补充营养和水分。

（5）对于昏迷病人要加强皮肤护理，防止褥疮发生。

（6）对于有合并感染者，要配合使用抗生素。

（7）出现皮疹时，可以用抗组织胺类药物，如地塞米松。

（8）有呼吸衰竭时，可用中枢兴奋剂，如尼可刹米、吗乙苯吡酮。

（9）当出现呼吸抑制、低血压、心律失常、有摔伤的危险时，需要收住院治疗。治疗后 3 个小时未再出现中毒症状，可以考虑出院。

七、预防措施

（1）服用药物应在规定的剂量范围内。

（2）最好与镇静催眠药物交替使用。

（3）不能与酒精（乙醇）同时使用。

（4）同时应用单胺氧化酶药物时，应当减量。

（5）同时服用抗凝药物时，水合氯醛可减弱抗凝作用。

（刘艳骄）

第四节 环吡咯酮类药物中毒与急救

环吡咯酮类药物出现在 20 世纪 80 年代后期，人们开发了新一代非苯二氮䓬类催眠药。唑吡坦是首先面市的该类药物。由法国 Sythelabo 公司研制开发，1988 年在法国上市，商品名 Stilnox（中文译为"舒睡晨爽"）。

唑吡坦能显著缩短入睡时间，同时能减少夜间觉醒次数，增加总睡眠时间，改善睡眠质量，次晨无明显后遗作用。极少产生"宿醉"现象，也不影响次晨的精神活动和动作的机敏度。一些较安全的安眠药久服无成瘾性，停药后很少产生反跳性失眠，重复应用极少积聚，使用较为安全。因此，上市后得到广泛认同，已成为治疗失眠症的标准药物，有逐步取代苯二氮䓬类药物的趋势。相对来说，这类药物大多时间比较短，剂量小就可以起作用，中毒的病例相对较少，但也需要引起注意。

一、环吡咯酮类药物的种类

这类较安全的催眠药包括唑吡坦、扎来普隆、佐匹克隆等。

二、药理与毒理

第三代镇静催眠药物口服吸收良好，半小时达血液浓度高峰，药物代谢排泄快，半衰期为 3~6 小时，经肾脏代谢。本类药物治疗指数高，安全性高。基本不改变正常的生理睡眠结构，不产生耐受性、依赖性。不良反应与患者的个体敏感性有关，偶尔有思睡、头昏、口苦、恶心和健忘等。

三、中毒的原因

大量误服环吡咯酮类安眠药物可导致中毒。李超等人报告，一次服用 20 片，可以导致重度中毒。李翠香、葛宝兰报告，有人因误服芬那露（氯美丸酮）80 片、佐匹克隆 24 片后联合中毒。

四、诊断要点

（一）诊断

1. 病史

有大量服用环吡咯酮类药物史。

2. 临床表现

轻度中毒：主要表现为过度嗜睡，呼之不应，倦怠乏力，腹泻，眩晕等。

重度中毒：意识不清、过度嗜睡、心率降低、心音低钝、血压下降等中毒性休克的表现。

（二）鉴别诊断

（1）其他镇静安眠药物的中毒。

（2）中枢神经系统可以导致昏睡及昏迷的其他疾病。

五、急救措施

1. 洗胃

立即用 1∶5000 高锰酸钾溶液洗胃。洗胃时应当注意防止胃内容物反流进入气管。

2. 排毒治疗

尽快建立静脉通路，快速补液，同时使用利尿剂促进毒物排出，密切监测电解质、肾功能的情况，准确记录出入量。目前，尚无阻滞环吡咯酮类安眠药物中毒的特效药。

3. 吸氧

佐匹克隆对中枢神经系统及心脏有抑制作用，应给予持续流量吸氧；有呼吸抑制者，应床旁备好呼吸机，必要时给予气管插管。

4. 血液吸附灌流

血液吸附灌流是指将血液引出后首先进入血浆分离器将血液的有形成分（红细胞、血小板）和血浆分开，有形成分输回病人体内，血浆再进入吸附器进行吸附清除其中某些特定的物质，继而完成血液中毒物的清除。

李超、犬金梅、燕朋波等人采用贝朗双腔静脉导管穿刺，严格无菌操作，留置导管。管路和碳罐用 5% 葡萄糖 1000mL、生理盐水 2000mL、肝素 2×10^4 U，预冲半个小时，使管路及碳罐充分肝素化。同时根据病人的凝血情况，遵医嘱给予病人全身药物抗凝。预冲半小时后，用 10000mL 盐水，把管路内的肝素液冲出来，进行床旁血浆吸附灌流治疗。开始血流量设为 50mL/

min，后升至 100mL/min，后升至 180mL/min。同时密切监视生命体征变化，半小时记录一次血浆吸附灌流管路压力数值，密切观察胃液、尿量的颜色、穿刺点渗血情况，根据情况调节抗凝剂的使用。3 小时后化验毒检一次，根据情况更换碳罐。

李翠香、葛宝兰等人采用瑞典 Gambro 血液灌流器 300C，血管通路采用深静脉插管留置单针双腔导管，穿刺时严格执行无菌操作规程，以防感染。管路和碳罐经 5% 葡萄糖 1000mL、生理盐水 1500mL、肝素 40mg 预冲，完毕后血液灌流器动脉端朝上垂直放置。预冲后接患者，建立体外循环通路，全身肝素化法抗凝，进行床旁血液灌流治疗。开始血流量设为 50mL/min，10 分钟后升至 120mL/min，30 分钟后升至 180mL/min。术中应随时观察穿刺针有无滑出，管路有无扭曲，保持管路通畅，同时观察穿刺部位有无出血，密切观察生命体征变化，每小时 1 次，动态观察碳罐及血路管、静脉壶血液的颜色是否加深，静脉壶是否变硬，如有凝血可加大体外肝素的用量，必要时更换碳罐，床旁血液灌流共进行 2 小时。

六、一般治疗与护理

（1）根据病情的严重程度分别采用不同的护理级别，重症病人需要进行特护。

（2）配合医生尽快清洗胃内药物，及早有效地进行洗胃是清除毒物的重要方法。洗胃时应选用较粗的胃管洗胃，避免食物残渣堵塞胃管。洗胃液每次注入量 300~500mL 为宜。洗胃过程中，要观察记录洗出液的色、量、质，同时密切监测生命体征。

（3）密切观察病人意识、瞳孔，持续床旁心电监护心率、呼吸，有创血压，血氧饱和度监测。

（4）发热患者，要进行物理降温。

（5）血压降低者，给予多巴胺升压。

（6）纠正心律失常。

（7）若出现高铁血红蛋白血症及溶血性贫血，按照相关治疗常规进行治疗。

七、预防措施

（1）加强对本类安眠药物的学习，避免使用过量，要按照医学的要求不给患者开较多的本品。

（2）发现有自杀倾向的患者，应当及时给予心理支持，避免自杀行为的发生。

（3）有肝肾功能损伤及出血倾向的患者，禁用本类药物。对本类药物过敏者，应当避免使用。

（蔡霞，刘艳骄）

第五节　半夏中毒与急救

半夏为天南星科植物半夏 *Pinellia ternata（thunb）*Breit 的块茎，又名地文、守田等，属天南星目。具有燥湿化痰、降逆止呕，生用消痞肿的作用，外用治疗痈肿疮毒，兽医用以治锁喉癀。半夏必须经过炮制方能内服。常规剂量 5~9g，或者入丸散膏丹中使用，外用研末调敷。目前，广泛用于睡眠障碍的临床治疗中，药量有逐渐增大的趋势，并有产生中毒的危险。国内已经有因半夏过量致死的案例被诉讼，并承担相应的法律责任和民事赔偿责任。

一、药物的种类

1. 生半夏

拣去杂质，筛去灰屑。取原药材，除去杂质，洗净，干燥，用时捣碎。本品有毒，多外用，以消肿止痛为主。

2. 法半夏

取净半夏，用凉水浸漂，避免日晒，根据其产地、质量及颗粒大小，斟酌调整浸泡日数。泡至 10 日后，如起白沫时，每 50kg 半夏加白矾 1kg，泡 1 日后再进行换水，至口尝稍有麻辣感为度，取出略晾。另取甘草碾成粗块，加水煎汤，用甘草（8kg）汤泡石灰块（10kg），再加水混合，除去石灰渣，倒入半夏缸中浸泡，每日搅拌，使其颜色均匀，至黄色已浸透，内无白心为度。捞出，阴干。

3. 姜半夏

取拣净的半夏，照上述法半夏项下的方法浸泡至口尝稍有麻辣感后，另取生姜切片煎汤，加白矾与半夏共煮透，取出，晾至六成干，闷润后切片，晾干。（每 50kg 半夏，用生姜 12.5kg，白矾 6.4kg，夏季用 7.4kg）

4. 清半夏

取拣净的半夏，照上述法半夏项下的方法浸泡至口尝稍有麻辣感后，加白矾与水共煮透，取出，晾至六成干，闷润后切片，晾干。（每 50kg 半夏，白矾 6.4kg，夏季用 7.4kg）

《雷公炮炙论》："修事半夏四两，用捣了白芥子末二两，头醋六两，二味搅令浊，将半夏投于中，洗三遍用之。半夏上有隙涎，若洗不尽，令人气逆，肝气怒满。陶弘景：半夏，用之皆先汤洗十许过，令滑尽，不尔戟人咽喉。"

5. 竹沥半夏

半夏或法半夏，竹沥拌透阴干。本品温燥大减，适于胃热呕吐，肺热痰黄稠黏，痰热内闭中风不语。

6. 半夏曲

生半夏浸泡晒干研粉，姜汁、面粉调匀，发酵制成。本品可化湿健脾、消食止泻。

二、药理与毒理

半夏的主要成分：挥发油如3-乙酰氨基-5-甲基异唑（3-acetoamino-5-methylisooxazole），丁基乙烯基醚（butyl-ethylene ether），3-甲基二十烷（3-methyleicosane），十六碳烯二酸（hexadecylendioic acid），还有2-氯丙烯酸甲酯（methyl-2-chloropropenoate），茴香脑（anethole），苯甲醛（benzaldehyde），1，5-戊二醇（1，5-pentadiol），2-甲基吡嗪（2-methylpyrazine），柠檬醛（ciTCMLIBal），1-辛烯（1-octene），β-揽香烯（β-elemene），2-十一烷酮（2-undecanone），9-十七烷醇（9-heptadecanol），棕榈酸乙酯（ethylpalmitate），戊醛肟（pentaldehyde oxime）等60多种成分。还含左旋麻黄碱（ephedrine），胆碱（choline），β-谷甾醇（β-ssitosterol），胡萝卜苷（daucosterol），尿黑酸（homogentisic acid），原儿茶醛（protocatechualdehyde），姜辣烯酮（shogaol），黄芩苷（baicaline），黄芩苷元（baicalein），姜辣醇（gingerol）1，2，3，4，6-五-O-没食子酰葡萄糖（1，2，3，4，6-penta-Ogalloylglucose），12，13-环氧-9-羟基十九碳-7，10-二烯酸（12，13-epoxy-9-hydroxynonadeca-7，10-dienoic acid）及基衍生物等。又含以α-及β-氨基丁酸（aminobutyric acid）、天冬氨酸（aspartic acid）为主的氨基酸和以钙、铁、铝、镁、锰、铊、磷等为主的无机元素。另含多糖、直链淀粉、半夏蛋白（属植物凝集素）和胰蛋白酶抑制剂。

有资料表明，将半夏、秫米水煎剂用于小鼠，剂量为20g/kg时有镇静催眠作用。半夏汤（生半夏、秫米）及生半夏水煎剂腹腔注射对阈下剂量异戊巴比妥睡眠实验有协同作用，对小鼠被动活动亦有抑制作用。表明半夏汤及生半夏有镇静催眠作用。半夏汤的这一作用主要来自半夏，加用秫米可降低生半夏毒性。有动物实验结果表明，剂量仅为 12g/kg 的半夏即有催眠作用，大剂量的生半夏醇提取物镇静催眠作用明显。

半夏全株有毒，以茎块毒性较大。生半夏对皮肤黏膜有强烈的刺激作用，内服生半夏可导致口腔、咽喉及胃肠黏膜充血水肿，甚至坏死，引起舌体肿胀及咽喉肿痛、声音嘶哑、呕吐、腹泻、便脓血。大剂量可导致中枢神经抑制，出现呼吸肌麻痹。动物实验证实有抗早孕及致畸胎的作用。

三、中毒的原因

（1）误服生半夏引起中毒，中毒剂量为 0.1～1.8g。法半夏为 25g。

（2）临床用药过量，或者超过规定在短时间内多次用药，或连续用药出现蓄积中毒。目前，临床上报道清半夏或法半夏用药剂量达 30g 以上时，最容易导致中毒。

四、诊断要点

（1）病史：有长期服用半夏的用药史。

（2）临床表现：半夏使用不当可引起中毒，表现为口、舌、咽喉痒痛麻木，声音嘶哑，言语不清，流涎，味觉消失，恶心呕吐，胸闷，腹痛腹泻；严重者可出现喉头痉挛、呼吸困难、四肢麻痹、血压下降、肝肾功能损害等，最后可因呼吸中枢麻痹而死亡。

（3）外用生半夏，可导致过敏性坏死性皮炎。

五、急救措施

（1）误服后，如果症状较轻，可以用生姜汁适量灌服。症状较为严重者，可用鲜生姜 5mL，白矾研末 3g，调均后，即可服下。如果一时无白矾，可以只用生姜汁 10mL 灌服，以后每 3 小时灌服一次，直到症状缓解。

（2）中药治疗：生姜 30g，防风 60g，绿豆 30g，甘草 15g，加水煎至 300mL，先含漱口一半，另一半内服。

（3）针刺治疗：取水沟、合谷、内关、涌泉等穴，泻法，强刺激，留针 30 分钟。

（4）出现痉挛时，要给予解痉药物；有呼吸肌麻痹时，应当使用呼吸机。

（5）对症治疗。

六、一般治疗与护理

（1）中毒严重者，需要适当吸氧。

（2）皮肤黏膜过敏，要用甘草水冲洗。

七、预防措施

（1）中医临床医生应当严格按照国家法定剂量给予治疗，超剂量用药，要适当配合解毒中药，如生姜、甘草。

（2）孕妇禁用。

（3）注意配伍禁忌，半夏反乌头，恶皂荚，畏雄黄、秦皮、鳖甲，不能与这些药物合并使用。

（赵成思，刘艳骄）

第六节　麻黄中毒与急救

麻黄是中药中的发散风寒药。别名龙沙、卑相。包括三种麻黄属的植物：草麻黄（Ephedra sinica）、木贼麻黄（Ephedra equisetina）与中麻黄（Ephedra intermedia），采用部位为草质茎。

辛、微苦，温。归肺、膀胱经。具有发汗散寒、宣肺平喘、利水消肿作用。麻黄亦有活血化瘀作用，同时可以兴奋神经，亦可作为促觉醒中药使用。常用剂量 3~9g。

麻黄发汗解表和利水消肿力强，多用于风寒表实证，胸闷喘咳，风水浮肿，风湿痹痛，阴疽，痰核。蜜麻黄性温偏润，辛散发汗作用缓和，增强了润肺止咳之功，以宣肺平喘止咳力胜，多用于表证已解，气喘咳嗽。麻黄绒作用缓和，适于老人、幼儿及虚人风寒感冒。蜜麻黄绒作用更为缓和，适于表证已解而喘咳未愈的老人、幼儿及体虚患者。麻黄在睡眠障碍临床中主要用于发作性睡病、特发性嗜睡、周期性嗜睡等过度睡眠疾病的治疗。

一、药物的种类

麻黄主要有草麻黄、中麻黄、木贼麻黄三个品种。

二、药理与毒理

草麻黄茎中含有生物碱 1%~2%，其生物碱中 40%~90% 为麻黄碱（l-Ephedrine），其次为伪麻黄碱（d-Pseudo-ephedrine）及微量的 l-N- 甲基麻黄碱（l-N-Methylephedrine）、d-N- 甲基伪麻黄碱（d-N-Pseudo methylephedrine）、l- 去甲基麻黄碱（l-Norephedrine）、d- 去甲基伪麻黄碱（d-Demethyl-pseudoephedrine）、麻黄次碱（Ephedine）。此外，还含有苄基甲胺（Benzyl-methylamine）、2,3,5,6- 四甲基吡嗪（2,3,5,6-Tetramethylpyrazine）等；又含 6% 的儿茶鞣质和挥发油，挥发油中含有 l-α- 松油醇（l-α-Terpineol）、β- 萜品烯醇（β-Terpineol）、萜品烯醇 -4（Terpineol-4）、月桂烯（Myrcene）、2，3，5，6- 四甲基吡嗪等 30 余种成分。亦含有黄酮类成分，如白飞燕草苷元（Leucodelphinidin）、麦黄酮（Tricin）、芹黄素（Apigenin）、山

萘酚（Kaempfer-ol）等；尚含有机酸类，如对 - 羟基苯甲酸（p-Hydroxybenzoicacid）、肉桂酸（Cinnamylicacid）、对 - 香豆酸（p-Coumaricacid）、香草酸（Vanillicacid）、原儿茶酸（Protocatechuicacid）。

木贼麻黄含生物碱 1.15%～1.75%，其中主要是麻黄碱和伪麻黄碱．该品还含有鞣质、黄酮苷、糊精、菊粉、淀粉、果胶、纤维素、葡萄糖等糖类化合物以及草酸（Oxalic acid）、柠檬酸（Citric acid）、苹果酸（Malic acid）、延胡索酸（Fumaric acid）等有机酸类。

中麻黄含多量麻黄碱，尚含鞣质、黄酮苷、糊精、菊粉、淀粉、果胶、纤维素、葡萄糖等。

麻黄中毒主要是因为麻黄碱抑制单胺氧化酶的活性，使肾上腺素和肾上腺皮质激素能神经化学传导物质破坏减慢，从而引起交感神经和中枢神经系统的兴奋，对血管和呼吸运动中枢产生影响。主要表现为心肌兴奋，收缩力增强，传导加速，心跳加快，周围小动脉收缩，血压升高等。大剂量应用时可以导致呼吸衰竭和心室纤颤而死亡。

三、中毒原因

（1）多为误服所致，中毒剂量 30～45g。

（2）高血压、心脏病人应用治疗剂量时，也可产生中毒。

四、诊断要点

（1）病史：有服用麻黄及麻黄制剂的用药史。

（2）临床表现：一般在服用药物 30 分钟至 2 小时出现症状，初期主要为头痛、头晕、胸闷、失眠、烦躁不安、心跳加快、流泪、流涕等。继则出现大量出汗、瞳孔散大、恶心呕吐、口渴鼻干、排尿困难、心前区疼痛、体温及血压升高，并可出现心律不齐、心电图 V_1、V_5 的 R 波电压升高。

（3）重度中毒,可出现视物不清、呼吸困难、心动过缓、休克、昏迷等。

五、急救措施

（1）洗胃:服用较大剂量,并且服用时间较短,可以用温水洗胃。

（2）吸氧:采用低流量吸氧。

（3）排除毒物:静脉注射速尿 20mg 利尿,输液排除毒物。静脉输液 10% 的葡糖糖水,或 5% 葡糖糖盐水以促进排泄。氯丙嗪 25~50mg 肌肉注射,或者加入 10% 葡糖糖液中静脉滴注。

（4）静脉输能量合剂,加西咪替丁 0.8g 制酸,予以支持对症治疗。

（5）口服芒硝 50g,加水分次服用。导泻。

（6）监测血压并进行心电监护。

（7）有严重的神经兴奋症状或痉挛时,可以镇静安眠药物治疗。

六、一般治疗与护理

（1）根据中毒症状的严重程度,采用不同的护理级别。

（2）中药治疗:绿豆 20g,甘草 30g,水煎煮 300mL,每 2 小时服用 150mL,连服 3~5 剂。

（3）针刺治疗:选合谷、复溜、内关、三阴交。合谷穴用补法,其余穴位用泻法,留针 20~30 分钟。

七、预防措施

（1）对于有心脏病、高血压病、哮喘、嗜睡的患者,临床用药时,要掌握剂量,避免过量,可以从小剂量开始,逐渐加大剂量，但应控制在《中华人民共和国药典》规定的许可范围内。

（2）有些感冒药中含有麻黄碱及相关成分，对于身体虚弱的患者不宜使用。

（3）禁止与氨茶碱同用，以免加重协同效应。

（4）高血压病、器质性心脏病、甲状腺功能亢进以及正在应用洋地黄类药物的人群，应当慎用或不用。

（赵成思，刘艳骄）

第七节　朱砂中毒与急救

朱砂是常用的重镇安神中药。朱砂即硫化汞，化学品名称 HgS；朱砂又称辰砂、丹砂、赤丹、汞沙，是硫化汞的天然矿石，大红色，有金刚光泽至金属光泽，属三方晶系。朱砂主要成分为硫化汞，但常夹杂雄黄、磷灰石、沥青质等。

朱砂，甘，微寒。有小毒。归心经。具有清心镇惊、安神解毒作用，用于心悸易惊，失眠多梦，癫痫发狂，小儿惊风，视物昏花，口疮，喉痹，疮疡肿毒，心神不宁，心悸失眠，惊风，癫痫，疮疡肿痛，咽喉肿痛，口舌生疮。有解毒防腐作用；外用能抑制或杀灭皮肤细菌和寄生虫。朱砂为汞的化合物，汞与蛋白质中的疏基有特别的亲合力，高浓度时，可抑制多种酶的活性。进入体内的汞，主要分布在肝肾，从而引起肝肾损害，并可透过血脑屏障，直接损害中枢神经系统。

朱砂常在中成药中应用，如朱砂安神丸、天王补心丸等，正常剂量下不会引起中毒；但也有医生把朱砂加入汤剂内服，有潜在中毒危险。朱砂作为重镇安神中药，临床上基本不采用汤剂内服治疗，如认为有适应证，则应采用微量、不加热的使用方法。

一、药物的种类

朱砂有很多名称,如朱砂、丹砂、辰砂、飞朱砂、镜面砂(研末,水飞后用。但所含物质基本相同)。

二、中毒的原因

(1)临床超大剂量用药,长期服用含有朱砂的药物造成蓄积中毒。

(2)在治疗癫痫过程中,长期使用含有朱砂的中药造成慢性中毒。

(3)因睡眠障碍,误服大量的朱砂。

三、药理及毒理

朱砂系汞的无机盐,其进入人体内可形成汞离子,汞离子与人体的各种蛋白质的硫基极易结合,从而抑制了各种酶的活性;朱砂经消化道吸收可直接引起黏膜腐蚀性病变,出现水肿、出血和坏死等,临床上表现为恶心、呕吐、食欲不振、腹痛、腹泻、黏液便或血便。

现代研究表明,朱砂内服过量可引起毒性。由于无机汞在人体内的吸收率为5%,甲基汞的吸收率可达100%。朱砂在厌氧有硫的条件下,pH=7、37℃的暗环境中与带甲基的物质相遇均能产生甲基汞,而人体肠道正具备这一条件,故内服朱砂制剂增加了中毒机会。

汞吸收入血后通过生物膜进入红细胞与血红蛋白的硫基(–SH)结合,随血液循环进入人体各组织器官,其中肾中含量最高,其次是肝脏、心脏、消化系统、脑及生殖系统。动物实验证明,口服朱砂的吸收半衰期为0.2小时,血液中含汞量达到峰值时间为11小时,而汞在人体内半衰期为65~70天。可见朱砂的吸收并不缓慢，但排泄缓慢，容易形成蓄积中毒，当人体内汞蓄积达 100mg 时即有感觉障碍，严重者出现神经中毒、循环衰竭而导致死亡。

四、诊断要点

1. 病史

有服用朱砂及含有朱砂制剂的用药史。

2. 临床表现

（1）急性中毒

1）消化道症状：口服中毒或者吸入中毒，1 小时内即可出现恶心、呕吐，吐出物掺有血性黏液；口内有金属味、咽喉肿痛、唾液增多，上腹部有烧灼疼痛，腹泻；严重者可出现脓血便及里急后重，甚至胃肠道穿孔，形成腹膜炎。口腔黏膜出现充血、水肿、坏死，齿龈肿胀、溢血和溃烂。

2）肾脏损害：轻度和中度中毒可在 4~10 日内出现对肾脏的损害。如处理不当，可转变成慢性病变。严重的中毒患者，可在 1~2 日内发生肾坏死病变，引起尿少、尿闭、尿毒症，甚至死亡。

3）心血管损害：由疼痛及腐蚀性的损害，可引起创伤性休克；同时，因中毒性心肌炎及体液消耗，可致循环衰竭。

（2）慢性中毒

多属于职业性汞中毒，一般需经过数月甚至 1~2 年才可出现口腔、肌肉、精神方面及其他方面的症状。

1）口腔的病变：最初，齿龈受到刺激可出现微量出血，之后感到齿龈酸痛，并有红肿、发炎的压痛，似海绵状，易流血。口颊黏膜呈棕红色，偶有在齿龈上可见到硫化汞的暗蓝线，习称汞线。口腔及舌部黏膜有的发生肿胀及溃疡。唾液腺分泌增加，但患者乃有口干感觉。唾液腺、颌下腺、颈部淋巴结可能肿胀、疼痛。

2）肌肉震颤：最初可能伴有头痛、全身无力、四肢痉挛，以后逐渐发展为震颤。此种肌肉震颤一般自上肢或手指开始，常在注意力集中或用力时更为明显，日后逐渐加剧并扩展到眼睑、舌、臂、腿等部。其特点：振幅小，无节律及不对称等；睡眠时震颤停止。

3）精神方面的变化：初期表现为神经衰弱，日后则有易兴奋、易怒、恐惧、厌烦、忧郁、害羞、无勇气、失去自信心等精神不安的异常状态；偶有幻想、幻觉、狂躁、失眠、记忆力减退。

4）其他：鼻衄、慢性鼻炎、球后视神经炎、视力障碍、视野狭小或有暗点、全身性汞中毒性皮炎及妇女有月经障碍等。

（3）实验室检查

1）尿中汞含量：用双硫腙热消化法，正常值不超过0.05mg/L；蛋白沉淀法不超过0.01mg/L。如果有明显增高，则意味着汞中毒。

2）早期汞中毒，红细胞溶解度增高，网织红细胞稍增，白细胞减少及相对的淋巴细胞增多，幼稚淋巴细胞增加。

五、急救措施

（1）洗胃：急性汞中毒应立即洗胃灌肠，通常用5%活性炭悬浮液，2%碳酸氢钠溶液洗胃，洗胃灌肠均忌用生理盐水，因可增加人体吸收，续服牛奶或羊奶300~500mL，或用生蛋清10余个，以促使蛋白与汞结合，延缓吸收，须反复灌入并洗出。

（2）促进排泄：适当补液；肥皂水灌肠。

（3）内服磷酸钠及醋酸钠的混合剂，可将升汞还原成毒性低的甘汞，但对已经吸收的升汞无效，应当早期使用。剂量为0.06g。用磷酸钠0.324~0.65g，再加醋酸钠0.324g溶于半杯温水中，每小时口服 1 次，共 4~6 次。

（4）常规注射二巯基丙醇：首次剂量为 5% 溶液 2~3mL，每次 1~2.5mL，1~2 日后，每日 1~2 次，每次 2.5mL。

（5）慢性汞中毒：用中药土茯苓汤加减，能减轻汞中毒症状，并有缓慢的驱汞作用。董克威处方：

处方 1：土茯苓、金银花各 30g，山茱萸、丹皮、巴戟天、红花各 6g；柴胡、桃仁、泽泻各 9g，熟地 24g，冬葵子 60g，甘草 15g。水煎服。

处方 2：陈皮、白术、白芍各 9g，党参、茯苓、当归各 12g，木香 5g，甘草 6g。水煎服。

（6）对症治疗：神经精神症状，根据表现特点选择用药；震颤，可以选用苯海索（安坦）；皮肤损害，可用 3%~5% 硫代硫酸钠溶液湿敷；眼部损害，可用 2% 硼酸溶液冲洗。

六、预防措施

（1）临床在治疗睡眠障碍时，要谨慎选择朱砂或含有朱砂的中成药，即便需要，也要短期使用，一般不要超过 2~4 周。

（2）朱砂的炮制应以研细水飞为法。切忌火煅，如果见火则析出游离状态的汞而成大毒。扬其长而避其短，使朱砂在临床上发挥其重要的治疗作用。

（3）肝肾功能不全的患者禁用。

（4）孕妇、婴幼儿不宜用含有朱砂的中药制剂。

（5）连续服用不能超过 7 天。

（6）避免与氨茶碱、溴化物以及含碘的中药（海带、昆布等）一起使用。

（闫雪，刘艳骄）

附　录

匹兹堡睡眠质量指数（PSQI）

指导语：下面一些问题是关于您最近一个月的睡眠状况，请填写或选择出最符合您实际情况的答案。

1. 近 1 个月，晚上上床睡觉时间通常是_____点钟。

2. 近 1 个月，从上床到入睡通常需要_____分钟。

3. 近 1 个月，通常早上_____点起床。

4. 近 1 个月，每夜通常实际睡眠时间_____小时

对下列问题请选择一个最适合您的答案。

5. 近 1 个月，您有没有因下列情况影响睡眠而烦恼

入睡困难（30 分钟内不能入睡）

①无　　　②<1 次 / 周　　③1~2 次 / 周　　④≥ 3 次 / 周

夜间易醒或早醒

①无　　　②<1 次 / 周　　③1~2 次 / 周　　④≥ 3 次 / 周

夜间去厕所

①无　　　②<1 次 / 周　　③1~2 次 / 周　　④≥ 3 次 / 周

呼吸不畅

①无　　　②<1 次 / 周　　③1~2 次 / 周　　④≥ 3 次 / 周

咳嗽或鼾声高

①无　　　②<1 次 / 周　　③1~2 次 / 周　　④≥ 3 次 / 周

感觉冷

①无　　　②<1 次 / 周　　③1~2 次 / 周　　④≥ 3 次 / 周

感觉热

①无　　　②<1 次 / 周　　③1~2 次 / 周　　④≥ 3 次 / 周

做噩梦

①无　　　②<1 次 / 周　　③1~2 次 / 周　　④≥ 3 次 / 周

疼痛不适

①无　　　②<1 次 / 周　　③1~2 次 / 周　　④≥ 3 次 / 周

其他影响睡眠的事情

①无　　　②<1 次 / 周　　③1~2 次 / 周　　④≥ 3 次 / 周

如果有，请说明：

6.近 1 个月，总的来说，您认为自己的睡眠质量

①很好　　②较好　　　③较差　　　　④很差

7.近 1 个月，您用催眠药物的情况

①无　　　②<1 次 / 周　　③1~2 次 / 周　　④≥ 3 次 / 周

8.近 1 个月，您感到困倦吗？

①无　　　②<1 次 / 周　　③1~2 次 / 周　　④≥ 3 次 / 周

9.近 1 个月，您感到做事的精力不足吗？

①很好　　②较好　　　③较差　　　　④很差

使用和统计方法：PSQI用于评定被试者最近 1 个月的睡眠质量。由 19 个自评和 5 个他评条目构成，其中第 19 个自评条目和 5 个他评条目不参与计分，在此仅介绍参与计分的 18 个自评条目（详见附问卷）。18 个条目组成 7 个成分，每个成分按 0~3 等级计分，累积各成分得分为 PSQI 总分，总分范围为 0~21，得分越高，表示睡眠质量越差。被试者完成试问需要 5~10 分钟。

各成分含义及计分方法如下：

A 睡眠质量：

根据条目 6 的应答计分"较好"计 1 分，"较差"计 2 分，"很差"计 3 分。

B 入睡时间：

1. 条目 2 的计分为"≤ 15 分"计 0 分，"16~30 分"计 1 分，"31~60 分"计 2 分，"≥ 60 分"计 3 分。

2. 条目 5a 的计分为"无"计 0 分，"<1 次 / 周"计 1 分，"1~2 次 / 周"计 2 分，"≥ 3 次 / 周"计 3 分。

3. 累加条目 2 和 5a 的计分，若累加分为"0"计 0 分，"1~2"计 1 分，"3~4"计 2 分，"5~6"计 3 分。

C 睡眠时间：

根据条目 4 的应答计分，">7 小时"计 0 分，"6~7 小时"计 1 分，"5~6 小时"计 2 分，"<5 小时"计 3 分。

D 睡眠效率：

1. 床上时间 = 条目 3（起床时间）– 条目 1（上床时间）

2. 睡眠效率 = 条目 4（睡眠时间）/ 床上时间 × 100%

3. 成分 D 计分位，睡眠效率 >85% 计 0 分，75%~84% 计 1 分，65%~74% 计 2 分，<65% 计 3 分。

E 睡眠障碍：

根据条目 5b 至 5j 的计分为"无"计 0 分，"<1 次 / 周"计 1 分，"1~2 次 / 周"计 2 分，"≥ 3 次 / 周"计 3 分。累加条目 5b 至 5j 的计分，若累加分为"0"则成分 E 计 0 分，"1~9"计 1 分，"10~18"计 2 分，"19~27"计 3 分。

F 催眠药物：

根据条目 7 的应答计分，"无"计 0 分，"<1 次 / 周"计 1 分，"1~2 次 / 周"计 2 分，"≥ 3 次 / 周"计 3 分。

G 日间功能障碍：

1.根据条目7的应答计分，"无"计0分，"<1次/周"计1分，"1~2次/周"计2分，"≥3次/周"计3分。

2.根据条目7的应答计分，"没有"计0分，"偶尔有"计1分，"有时有"计2分，"经常有"计3分。

3.累加条目8和条目9的得分，若累加分为"0"则成分G计0分，"1~2"计1分，"3~4"计2分，"5~6"计3分。

PSQI总分＝成分A+成分B+成分C+成分D+成分E+成分F+成分G

BZD 戒断症状问卷（BWSQ）

姓名   性别   编号

每道题目的分数：中度为1分、重度为2分。除非有额外的症状出现，否则可能的最高分数为40分。

注意症状是否在药物减少或停药时出现，或者在药物不变的情况下出现。

没有	有	中度有	重度有
不真实感	0	1	2
对噪音很敏感	0	1	2
对光很敏感	0	1	2
对异味很敏感	0	1	2
对触碰很敏感	0	1	2
口中有异味	0	1	2
肌肉痛	0	1	2
肌肉抽搐	0	1	2

抖动或颤动	0	1	2
针扎感	0	1	2
头晕	0	1	2
感到虚弱	0	1	2
感到恶心	0	1	2
感到忧伤	0	1	2
眼睛疼痛	0	1	2
感到原本静止的东西在运动	0	1	2
能够看到或听到原本不存在的东西或声音（幻觉）	0	1	2
不能控制自己的运动	0	1	2
记忆丧失	0	1	2
食欲丧失	0	1	2

如果有一些新症状（请逐一描述）

1.

2.

3.

4.

如果总分超过 20 分需要向专业人员寻求治疗。

如果有一系列严重的症状需要向专业人员寻求治疗。

如果有一系列新症状需要向专业人员寻求治疗。

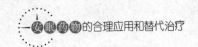

症状自评量表（SCL-90）

症状自评量表（the self-report symptom inventory，symptom checklist-90，简称 SCL-90）有 90 个评定项目，每个项目分五级评分，包含了比较广泛的精神病症状学内容，从感觉、情感、思维、意识、行为直至生活习惯、人际关系、饮食等均有涉及，能准确刻画被试者的自觉症状，能较好地反映被试者的问题及其严重程度和变化，是当前研究神经症及综合性医院住院病人或心理咨询门诊中应用最多的一种自评量表。

症状自评量表（SCL-90）

编号_____　　姓　名_____　　性别_____

年龄_____　　测验日期_____

指导语：以下列出了有些人可能会有的问题，请仔细地阅读每一条，然后根据最近一星期以内下述情况影响您的实际感觉，在每个问题后标明该题的程度得分。其中，"没有"选 1，"很轻"选 2，"中等"选 3，"偏重"选 4，"严重"选 5。

题目选择

1. 头痛。1-2-3-4-5

2. 神经过敏，心中不踏实。1-2-3-4-5

3. 头脑中有不必要的想法或字句盘旋。1-2-3-4-5

4. 头昏或昏倒。1-2-3-4-5

5. 对异性的兴趣减退。1-2-3-4-5

6. 对旁人责备求全。1-2-3-4-5

7. 感到别人能控制您的思想。1–2–3–4–5

8. 责怪别人制造麻烦。1–2–3–4–5

9. 忘记性大。1–2–3–4–5

10. 担心自己的衣饰整齐及仪态的端正。1–2–3–4–5

11. 容易烦恼和激动。1–2–3–4–5

12. 胸痛。1–2–3–4–5

13. 害怕空旷的场所或街道。1–2–3–4–5

14. 感到自己的精力下降，活动减慢。1–2–3–4–5

15. 想结束自己的生命。1–2–3–4–5

16. 听到旁人听不到的声音。1–2–3–4–5

17. 发抖。1–2–3–4–5

18. 感到大多数人都不可信任。1–2–3–4–5

19. 胃口不好。1–2–3–4–5

20. 容易哭泣。1–2–3–4–5

21. 同异性相处时感到害羞不自在。1–2–3–4–5

22. 感到受骗、中了圈套或有人想抓住您。1–2–3–4–5

23. 无缘无故地突然感到害怕。1–2–3–4–5

24. 自己不能控制地大发脾气。1–2–3–4–5

25. 怕单独出门。1–2–3–4–5

26. 经常责怪自己。1–2–3–4–5

27. 腰痛。1–2–3–4–5

28. 感到难以完成任务。1–2–3–4–5

29. 感到孤独。1–2–3–4–5

30. 感到苦闷。1–2–3–4–5

31. 过分担忧。1–2–3–4–5

32. 对事物不感兴趣。1–2–3–4–5

33. 感到害怕。1-2-3-4-5

34. 您的感情容易受到伤害。1-2-3-4-5

35. 旁人能知道您的私下想法。1-2-3-4-5

36. 感到别人不理解您、不同情您。1-2-3-4-5

37. 感到人们对您不友好、不喜欢您。1-2-3-4-5

38. 做事必须做得很慢以保证做得正确。1-2-3-4-5

39. 心跳得很厉害。1-2-3-4-5

40. 恶心或胃部不舒服。1-2-3-4-5

41. 感到比不上他人。1-2-3-4-5

42. 肌肉酸痛。1-2-3-4-5

43. 感到有人在监视您、谈论您。1-2-3-4-5

44. 难以入睡。1-2-3-4-5

45. 做事必须反复检查。1-2-3-4-5

46. 难以做出决定。1-2-3-4-5

47. 怕乘电车、公共汽车、地铁或火车。1-2-3-4-5

48. 呼吸有困难。1-2-3-4-5

49. 一阵阵发冷或发热。1-2-3-4-5

50. 因为感到害怕而避开某些东西、场合或活动。1-2-3-4-5

51. 脑子变空了。1-2-3-4-5

52. 身体发麻或刺痛。1-2-3-4-5

53. 喉咙有梗塞感。1-2-3-4-5

54. 感到前途没有希望。1-2-3-4-5

55. 不能集中注意。1-2-3-4-5

56. 感到身体的某一部分软弱无力。1-2-3-4-5

57. 感到紧张或容易紧张。1-2-3-4-5

58. 感到手或脚发重。1-2-3-4-5

59. 想到死亡的事。1–2–3–4–5

60. 吃得太多。1–2–3–4–5

61. 当别人看着您或谈论您时感到不自在。1–2–3–4–5

62. 有一些不属于您自己的想法。1–2–3–4–5

63. 有想打人或伤害他人的冲动。1–2–3–4–5

64. 醒得太早。1–2–3–4–5

65. 必须反复洗手、点数目或触摸某些东西。1–2–3–4–5

66. 睡得不稳不深。1–2–3–4–5

67. 有想摔坏或破坏东西的冲动。1–2–3–4–5

68. 有一些别人没有的想法或念头。1–2–3–4–5

69. 感到对别人神经过敏。1–2–3–4–5

70. 在商店或电影院等人多的地方感到不自在。1–2–3–4–5

71. 感到任何事情都很困难。1–2–3–4–5

72. 一阵阵恐惧或惊恐。1–2–3–4–5

73. 感到在公共场合吃东西很不舒服。1–2–3–4–5

74. 经常与人争论。1–2–3–4–5

75. 单独一个人时神经很紧张。1–2–3–4–5

76. 别人对您的成绩没有做出恰当的评价。1–2–3–4–5

77. 即使和别人在一起也感到孤单。1–2–3–4–5

78. 感到坐立不安、心神不定。1–2–3–4–5

79. 感到自己没有什么价值。1–2–3–4–5

80. 感到熟悉的东西变成陌生或不像是真的。1–2–3–4–5

81. 大叫或摔东西。1–2–3–4–5

82. 害怕会在公共场合昏倒。1–2–3–4–5

83. 感到别人想占您的便宜。1–2–3–4–5

84. 为一些有关性的想法而很苦恼。1–2–3–4–5

85. 您认为应该因为自己的过错而受到惩罚。1-2-3-4-5

86. 感到要很快把事情做完。1-2-3-4-5

87. 感到自己的身体有严重问题。1-2-3-4-5

88. 从未感到和其他人很亲近。1-2-3-4-5

89. 感到自己有罪。1-2-3-4-5

90. 感到自己的脑子有毛病。1-2-3-4-5

症状自评量表（SCL-90）标准解释：

SCL-90 共有 10 个因子，每个因子反映被试者某方面的情况，可通过因子分数了解被试者的症状分布特点以及问题的具体演变过程。下面是 10 个因子的定义：

（1）躯体化因子：该因子主要反映主观的身体不适感，包括心血管、肠胃道、呼吸道系统主诉不适和头痛、脊痛、肌肉酸痛以及焦虑的其他躯体表现。

（2）强迫症状：该因子主要指那种明知没有必要，但又无法摆脱的无意义的思想、冲动、行为等表现，还有一些比较一般的感知障碍（如"脑子变空了""记忆力不行"等）也在这一因子中反映。

（3）人际关系敏感：该因子主要是反映某些个人不自在感与自卑感，尤其是在与其他人相比较时更为突出。有自卑感、懊丧以及人际关系明显处理不好的人，往往这一因子得高分。

（4）忧郁因子：反映的是临床上与忧郁症状群相联系的广泛的概念。忧郁苦闷的感情和心境是代表性症状，它还以对生活的兴趣减退、缺乏活动的愿望、丧失活动力等为特征，并包括失望、悲叹及与忧郁相联系的其他感知及躯体方面的问题。

（5）焦虑因子：包括一些通常临床上明显与焦虑症状相联系的症状与体验。一般指那些无法静息、神经过敏、紧张以及由此产生的躯体征象（如震颤）。那种游离不定的焦虑及惊恐发作是本因子的主要内容，它还包括有一个反映"解体"的项目。

（6）敌对因子：主要以三方面来反映病人的敌对表现、思想、感情及行为。包括从厌烦、争论、摔物，直至争斗和不可抑制的冲动暴发等各个方面。

（7）恐惧因子：与传统的恐惧状态所反映的内容基本一致，恐惧的对象包括出门旅行、空旷场地、人群或公共场合及交通工具。此外，还有反映社交恐惧的项目。

（8）偏执因子：偏执是一个十分复杂的概念，本因子只是包括了它的一些基本内容，主要是指思维方面，如投射性思维、敌对、猜疑、关系妄想、被动体验和夸大等。

（9）精神病性：其中有幻想、思维播散、被控制感、思维被插入等反映精神分裂症择定状项目。

（10）其他：反映睡眠及饮食情况。

评分规则：

分为5个评分，1=从无；2=轻度；3=中度；4=相当重；5=极重。

将因子F1（躯体化）、F2（强迫）、F3（人际关系敏感）、F4（抑郁）、F5（焦虑）、F6（敌意）、F7（恐惧）、F8（妄想）、F9（精神病性）、F10（其他）各自包含的项目得分分别累计相加，即可得到各个因子的累计得分；将各个因子的累计得分除以其相应的项目数，即可得到各个因子的因子分数——T分数。例如，若躯体化一项合计分为8，题目数为8，则因子分为1。

SCL-90主要提供以下分析指标：

总分和总均分：总分是90个项目各单项得分相加，最低分为90分，最高分为450分。总均分＝总分÷90，表示总的来看，被试者的自我感觉介于1~5的哪一个范围。

阴性项目数：表示被试者"无症状"的项目有多少。

阳性项目数：表示被试者在多少项目中呈现"有症状"。

阳性项目均分：表示"有症状"项目的平均得分。可以看出被试者自我感觉不佳的程度究竟在哪个范围。

SCL-90 测验答卷得分换算表

因子	所属因子的项目编号	累计得分（S）	T 分数（S/项目数）
F1	1, 4, 12, 27, 40, 42, 48, 49, 52, 53, 56, 58		
F2	3, 9, 10, 28, 38, 45, 46, 51, 55, 65		
F3	6, 21, 34, 36, 37, 41, 61, 69, 73		
F4	5, 14, 15, 20, 22, 26, 29, 30, 31, 32, 54, 71, 79		
F5	2, 17, 23, 33, 39, 57, 72, 78, 80, 86		
F6	11, 24, 63, 67, 74, 81		
F7	13, 25, 47, 50, 70, 75, 82		
F8	8, 18, 43, 68, 76, 83		
F9	7, 16, 35, 62, 77, 84, 85, 87, 88, 90		
F10	19, 44, 59, 60, 64, 66, 89		
阳性项目总数：（=90- 选 A 的项目数）		总累计得分：	总因子分数：

结果解释：

SCL-90 测查结果的解释可以从许多角度进行。既可从整个量表（90 个题目）中的阳性症状广度和总因子分数出发来宏观评定被试者心理障碍的大体情况，又可从统计原理出发，对被试者的某一因子得分偏离常模团体均数的程度加以评价。

SCL-90 在国内已有 18~29 岁的全国性常模，见下表。该常模给出了各种因子的平均数和标准差。一般而言，如果某因子分数偏离常模团体平均数达到两个标准差时，即可认为是异常。在对大学生进行心理健康测评和心理咨询过程中，比较粗略、简便、直观的判断方法是看因子分数是否超过 3 分（1~5 评分制），若超过 3 分，即表明该因子的症状已达中等以上的严重程度。在 0~4 评分制中，若超过 2 分，即表明该因子的症状达中等以上的严重程度。此时，应对受测大学生采取必要的心理治疗措施。

18~29 岁正常人 SCL-90 的因子分布

项目	x̄±sd	项目	x̄±sd
躯体化	1.34±0.45	敌意	1.50±0.57
强迫	1.69±0.61	恐怖	1.33±0.47
人际关系	1.76±0.67	妄想	1.52±0.60
抑郁	1.57±0.61	精神病性	1.36±0.47
焦虑	1.42±0.43	阳性项目数	27.45±19.32

1388 名中国正常成人 SCL-90 统计指标结果（1986 年）

统计指标	x̄±sd	因子分	x̄±sd
总分	129.96±38.76	躯体化	1.37±0.48
总均分	1.44±0.43	强迫	1.62±0.58
阳性项目数	24.92±18.41	人际关系	1.65±0.51
阴性项目数	65.08±18.33	抑郁	1.50±0.59
阳性症状均分	2.60±0.59	焦虑	1.39±0.43
		敌对	1.48±0.56
		恐惧	1.23±0.41
		偏执	1.43±0.57
		精神病性	1.29±0.42

失眠中医证候评分标准

以下项目均按照轻重程度分为"无""轻""中""重"共四级。

1. 睡眠不安

轻　偶有入睡困难或早醒，但不影响日常生活。

中　时有入睡困难或早醒后难以入睡，对日常生活有一定影响。

重　彻夜难眠，严重影响日常生活。

2. 头痛

轻　偶有发作，程度轻微。

中　时有发作，容易缓解，不影响日常生活。

重　频繁发作，不易缓解，影响日常生活。

3. 头晕

轻　偶有发作，程度轻微。

中　时有发作，容易缓解，不影响日常生活。

重　经常发作，不易缓解，影响日常生活。

4. 心悸

轻　偶自觉心慌不安，程度轻微。

中　时有发作，心慌不安。

重　经常发作，心慌不安，程度剧烈。

5. 健忘

轻　偶尔健忘。

中　经常健忘。

重　频繁健忘。

6. 多梦

轻　偶尔做梦，但尚不影响睡眠。

中　经常做梦，对睡眠质量有影响。

重　噩梦纷纭，严重影响睡眠。

7. 神疲乏力

轻　程度轻微，容易缓解，不影响日常生活

中　易疲劳，不易缓解，对日常生活有影响。

重　时时感到疲劳，不易缓解，严重影响日常生活。

8. 舌苔（舌红苔少或舌红苔黄或舌红苔薄）

有　　　　　　　无

9. 脉象（脉弦数或弦细或细弱）

有　　　　　　　无

评分标准：

1~7项中，"无"均计0分；第1项，"轻""中""重"分别计2分、4分、6分。

2~7项中，"无"均计0分；第1项，"轻""中""重"分别计1分、2分、3分。

8~9项，"无"计0分，"有"计1分。

各项得分相加总分即为该患者中医证候评分得分。

参 考 文 献

[1] 刘艳骄.明明白白睡眠.北京:化学工业出版社,2007.

[2] 陈新谦,金有豫,汤光.新编药物学.16版.北京:人民卫生出版社,2007.

[3] 中国睡眠研究会组编.中国失眠障碍诊断与治疗指南.北京:人民卫生出版社,2017.

[4] 中华人民共和国卫生部.精神药品临床应用指导原则.卫医发〔2007〕39号.2007-1-25.

[5] 管林初.药物滥用与成瘾纵谈.上海:上海教育出版社,2008.

[6] (清)何其伟.何书田医著四种.上海:学林出版社,1984.

[7] 钱志云.针刺戒毒的点滴体会.中国针灸,1997(12):736.

[8] 朱子杨,龚兆庆,汪国良.中毒急救手册.2版.上海:上海科学技术出版社,1999.

[9] 孙定人,齐平,靳颖华.药物不良反应.北京:人民卫生出版社,2003.

[10] (美)Peter Rosen, Roger M.Barkin, Stephen R Hayden, Jeffrey Schaider, Richard Wolfe.5分钟急诊会诊.北京:中国医药科技出版社,2001.

[11] 李超,犬金梅,燕朋波.1例大剂量佐匹克隆中毒的护理.全科护理,2016,14(16),1217.

[12] 李翠香，葛宝兰．1例大剂量佐匹克隆合芬那露复合中毒的急救护理．中国实用护理杂志，2006，22（11）上旬版：63-64．

[13] 朱复南．半夏汤实验研究初报．中药药理与临床，1990，6（5）：15

[14] 詹爱萍．半夏、掌叶半夏和水半夏对小鼠镇静催眠作用的比较研究．中药材，2006，29（9）：964-965

[15] 中华本草编辑委员会．中华本草．上海：上海科学技术出版社，1999．

[16] 钱建明．合理使用朱砂谨防汞中毒的危害．中国民族医药杂志，2003（3）：18

[17] 董克威．中药朱砂的功效用量与中毒症状及施救方法．海峡药学，2005，11（6）：194．

声 明

本书是作者根据长期临床实践经验编辑而成，主要反映中国中医科学院广安门医院心理睡眠科、南区睡眠中心，中国中医科学院眼科医院睡眠医学科的一些工作经验。是一部供临床医学专著，特别是睡眠医学专业人员阅读的重要参考书。本书中的治疗规范，主要体现在本院中，尚未在其他医院推广，仅作为其他医院专业人员参考。本书的内容不能作为医患纠纷中的法律依据，特此声明。

作者

2019 年 4 月于北京